Erotische
Partnermassage

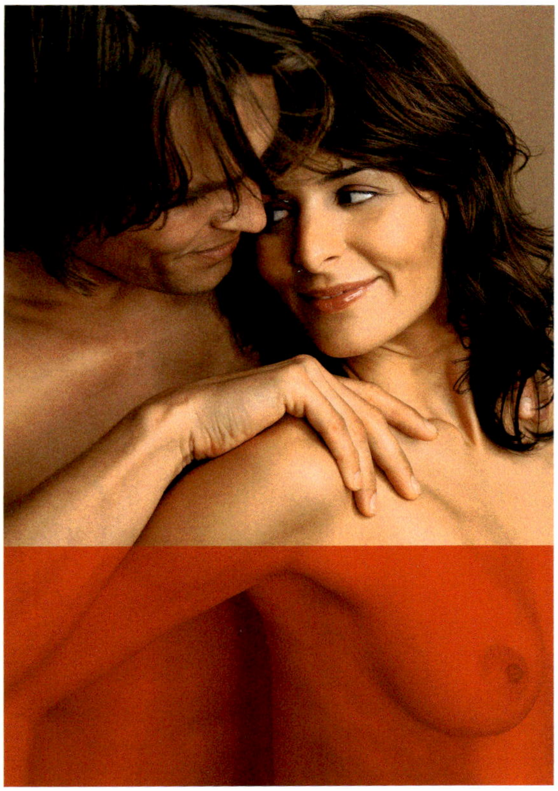

› Liebe, die durch die Haut geht
› Verspannungen lösen, Sinnlichkeit und Lust wecken
› Wohltuende Massagetechniken einfach erlernen

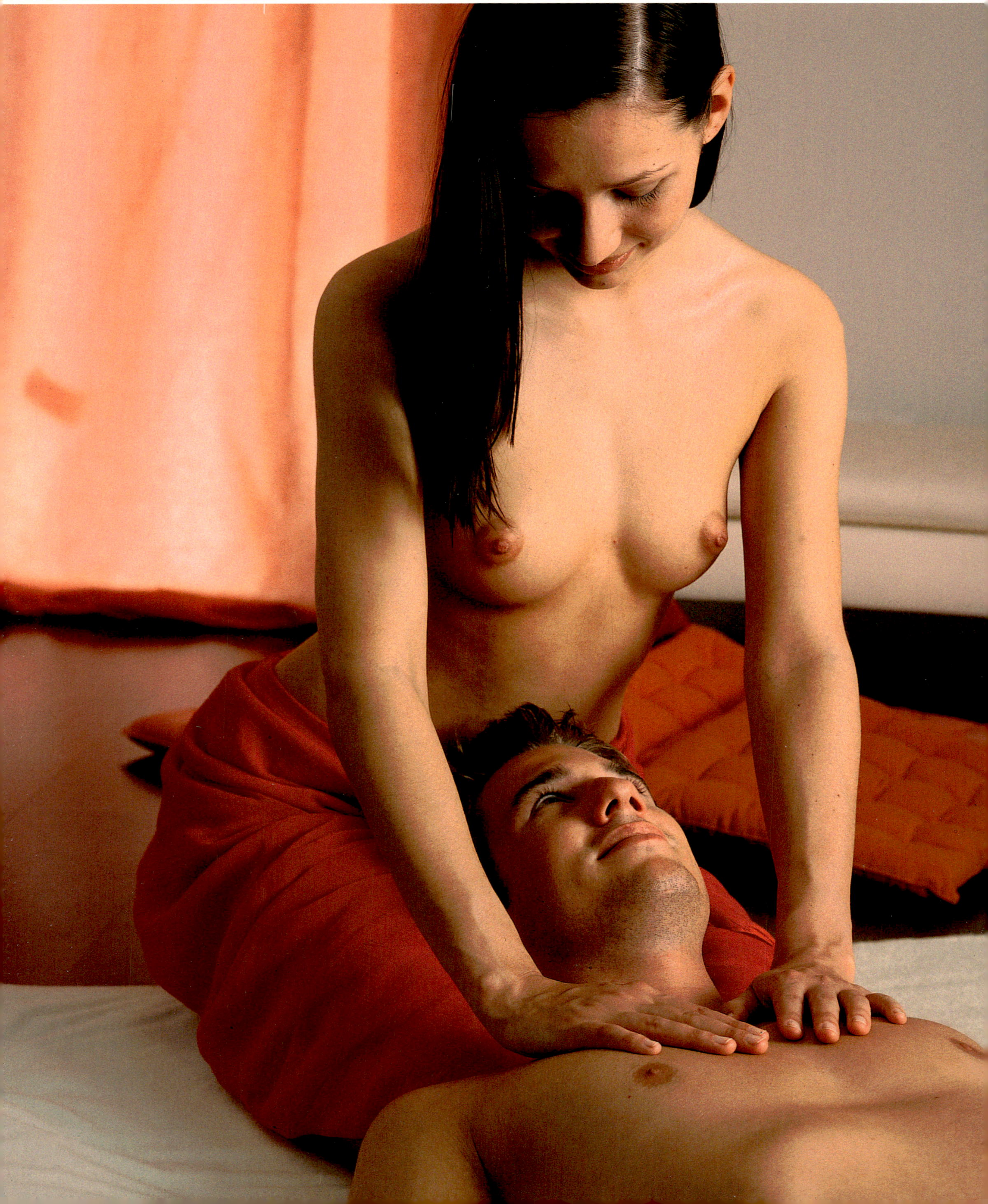

Vorwort

Dieses Buch ist eine Einladung zu einer liebevollen Begegnung mit Ihrem Partner, zu einer zärtlichen Entdeckungsreise über die Haut zur Seele.
Mit einer Berührung, sei sie nun sanft oder kraftvoll, zeigen Sie Ihrem Partner auf einfache Art, dass Sie ihn lieben.
Die erotische Massage ist ein verfeinerter Ausdruck dieser Liebesbotschaft. Indem Sie schöne Accessoires und weiches Licht, wohlriechende Öle, appetitliche Liebeshappen und erotisches Beiwerk spielerisch mit den sanften Berührungen verknüpfen, öffnen Sie sich für neue Liebeserfahrungen und Sinneseindrücke. Nichts hat einen stärkeren Zauber als eine Partnermassage, sie kann sogar schöner als ein Orgasmus sein. Denn nicht einmal beim Sex berührt man sich normalerweise gegenseitig so intim, so ausführlich und aufmerksam wie bei der Partnermassage. Zu fühlen und zu sehen, wie die Erregung des Partners unter Ihren Berührungen zunimmt, welchen Genuss Sie dem geliebten Menschen bereiten können, ist eine wunderbare Erfahrung. Sich selber im wahrsten Sinne des Wortes völlig in die Hände des Partners zu geben, sich von ihm verwöhnen zu lassen, ist umgekehrt genauso schön.
Entdecken Sie gemeinsam eine neue Ebene der Körperlichkeit, auf der Sinnlichkeit, Einfühlen und Genuss die Hauptrolle spielen.
Dass ich grundsätzlich die neutrale (männliche) Form „Partner" gewählt habe und nicht ständig „der Partner/die Partnerin" schreibe, dient nur dem besseren Lesefluss. Denn selbstverständlich richtet sich das Buch an Männer und Frauen gleichermaßen.
Viel Freude beim Verwöhnen und Genießen.

Maria M. Kettenring

INHALT

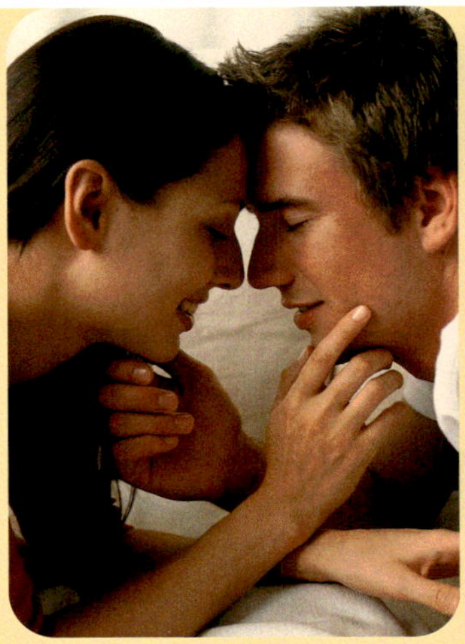

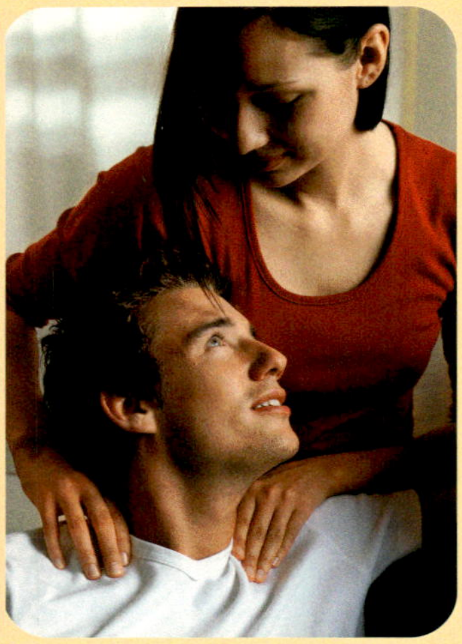

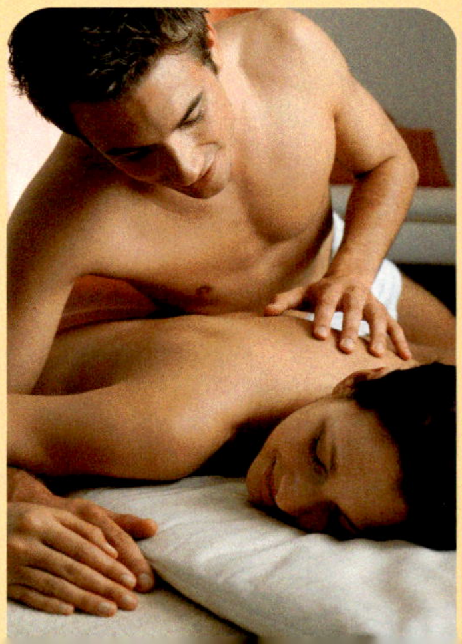

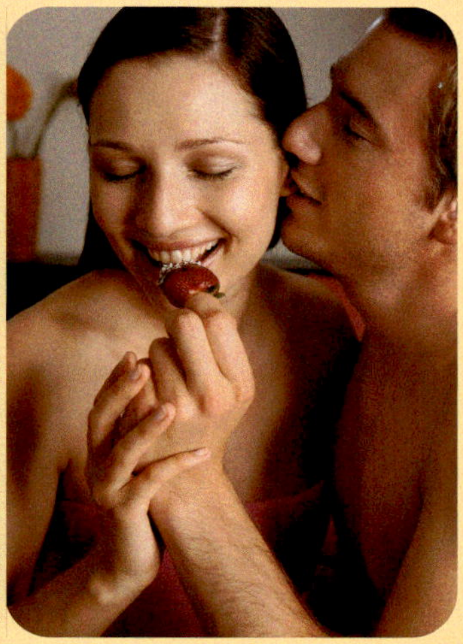

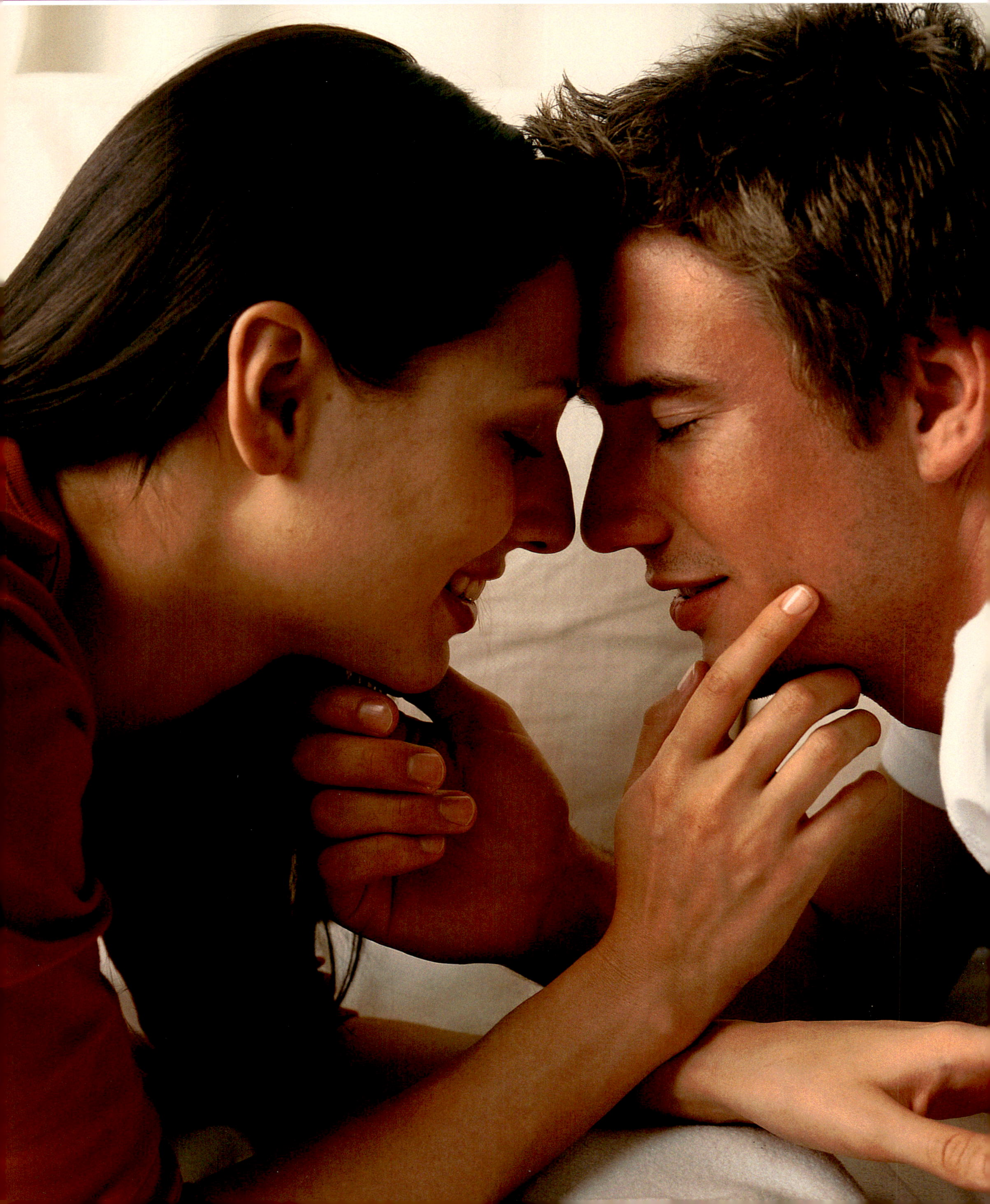

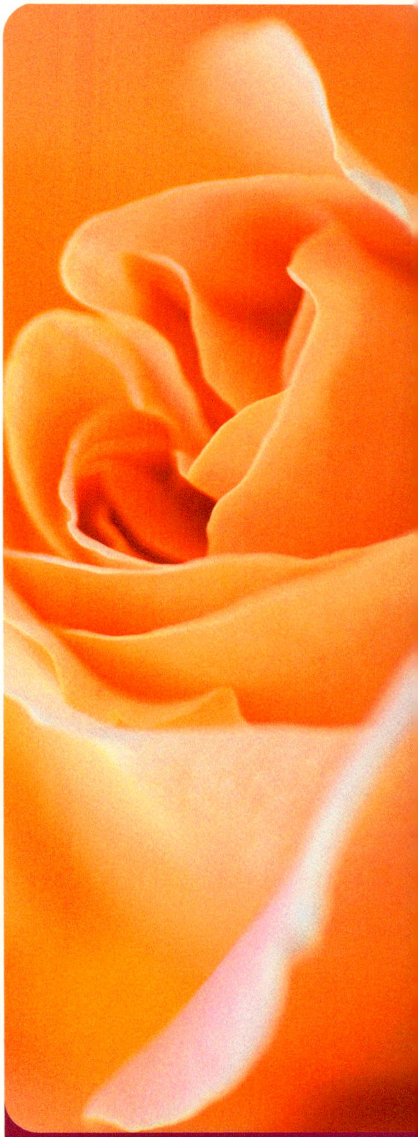

Berührung, *Nähe,* Zärtlichkeit

Berührung ist die älteste Form der Heilung – das gilt nicht nur für den Körper, sondern auch für die Seele. Der Mensch blüht förmlich auf, wenn er berührt wird. Deshalb ist Massage so alt wie die Menschheit selbst. Wie sagte schon Hippokrates? „Der Weg zur Gesundheit ist täglich ein aromatisches Bad und eine duftende Massage."

Aus nächster Nähe

Wie viel Berührung braucht der Mensch?

Berührung ist die schönste Art, sich täglich „ich liebe dich“ zu sagen. Sie ist eine Art von Sprache, durch die Liebende einander geheime Botschaften übermitteln. Denn Berühren bedeutet mehr als Streicheln und Liebkosen. „Ich werde berührt“ heißt auch, etwas bewegt, inspiriert, beeindruckt, erregt oder besänftigt mich.

Berühren ist eine wunderbare Art, zu geben und zu nehmen. Hier bietet sich als idealste Form die Partnermassage an. Denn die Liebkosung Ihrer Haut verhilft Ihnen zu einem Gefühl der Zufriedenheit mit sich selbst und führt dazu, dass Sie sich als Mensch geschätzt fühlen. Zudem schließen Sie den Partner ins Herz, der Ihnen solch angenehme Empfindungen vermittelt, und sind bemüht, ihm wiederum eine Freude zu bereiten, was die positive Wirkung der Berührung noch steigert. So machen erotische Partnermassagen es möglich, dass sich eine Beziehung, die in einer schlechten Phase steckt, wieder neu belebt und dass zwei Menschen wieder echte Gefühle füreinander hegen. Dies gilt für ein junges Pärchen genauso wie für ein älteres routiniertes Paar.

Stress: kein Raum für Sinnlichkeit?

Warum gerät die Lust am Berühren und Berührtwerden im Lauf der Zeit und in der Routine des Alltags so oft verloren? Viele Menschen stehen unter Stress und dann haben Erotik und Sinnlichkeit nicht mehr viel Platz im Leben. Die Gedanken drehen sich oftmals im Kreis, man fühlt sich geistig ausgebrannt, und vielfach kommen noch heftige Muskelverspannungen dazu. Von erotischer Fantasie oder Energie für ein sinnliches Liebesspiel ist meist keine Spur mehr zu finden. In dieser Situation kann eine liebevolle Massage für die notwendige Entspannung sorgen, dabei helfen, sich selber wieder zu spüren und somit eine Brücke zu Erotik und Sex bilden.

Wenn Ihr Partner also müde und kaputt am Abend nach Hause kommt, gehen Sie behutsam vor. Ergreifen Sie zuerst seine Hand und halten Sie diese einfach, dann streicheln Sie seinen Arm. Vielleicht kann er tief seufzen und Sie können ihn veranlassen, es sich auf dem Sofa bequem machen. Vielleicht streicheln Sie danach nur zärtlich seine Füße oder sein geliebtes Gesicht und genießen die Intimität zwischen Ihnen, nichts weiter. Vielleicht erwacht bei diesen liebevollen Berührungen aber auch die Lust auf mehr? Versuchen Sie, sich solche Oasen der Zweisamkeit im Alltag zu schaffen, denn das wird langfristig die Qualität Ihrer erotischen Beziehung um einiges steigern.

Kleine Inseln der Zärtlichkeit

Wenn man es nur dreimal die Woche für etwa zehn Minuten schaffen würde, dem Partner eine intensive und zärtliche Zuwendung zu geben, in Form von Streicheleinheiten oder einer „Mini-Massage“, könnten wahrscheinlich Tausende Ehen gerettet werden und Millionen Euro an Arzt- und Therapeutenhonoraren blieben erspart.

Wenn Sie den hohen Stellenwert der Berührung – auch unabhängig von der Sexualität – erkannt haben, können Sie anfangen, ihr wahres Potenzial auszuschöpfen. Versicherungsgesellschaften haben festgestellt, dass ein Kuss am Morgen die Gefahr eines Verkehrsunfalls auf dem Weg zur Arbeit drastisch verringert. Ein Kuss ist wie eine Art Schutzimpfung gegen Stress – die Gewissheit, dass Sie auf

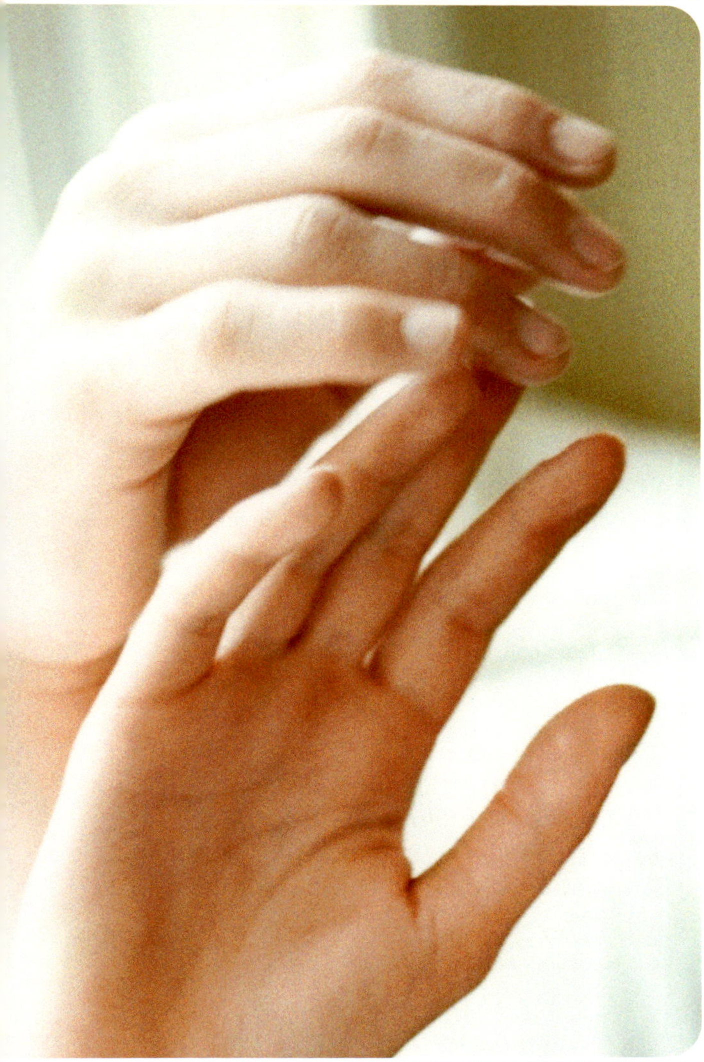

Kleine Zärtlichkeiten und liebevolle Berührungen zwischendurch schaffen Entspannung, Vertrautheit und Nähe im Alltag – wichtige Voraussetzungen für den lustvollen Umgang miteinander

dieser Welt nicht alleine sind. Täglich geküsst und umarmt, lebt Frau oder Mann im Durchschnitt rund 5 Jahre länger als ungeküsst. Die Berührung ist also ein lebenswichtiger Faktor, egal ob es sich um die kleine Zärtlichkeit zwischendurch oder um eine ausführliche Massage handelt. Und hier wiederum ist es nicht entscheidend, ob es um eine reine Wohlfühlmassage geht, die der Entspannung dient, oder um eine erotische Partnermassage, die im schönsten Fall mit lustvollem Sex endet.

Von der Wellness- zur erotischen Massage

Die Grenze zwischen einer Wellnessmassage und der zärtlichen, erotischen Berührung ist bei einer Partnermassage fließend, und Sie können gemeinsam entscheiden, wo diese Grenze verläuft. Sie können durchaus eine Wohlfühlmassage in eine erotische Massage umwandeln – wo Sie zuvor noch einen festeren Druck ausübten, kann es in ein sanftes Streichen und Streicheln übergehen. Wie die Massage sich also entwickelt, entscheidet der Augenblick. Wichtig ist nur, dass Sie überhaupt damit beginnen und sich darauf einlassen wollen.

Mit allen Sinnen: hautnah

Das Besondere einer Massage des Lebenspartners ist, dass die Massage die Intimität und den lustvollen Umgang miteinander vertiefen kann. Sie entdecken gemeinsam eine neue Ebene der Körperlichkeit, auf der Sinnlichkeit, Einfühlen, Genießen und Genuss bereiten die Hauptrolle spielen. Während im Alltag hauptsächlich Seh- und Hörsinn gefragt sind, stehen bei Massagen das Erspüren und Fühlen im Mittelpunkt. Das bedeutet, dass hauptsächlich der Tastsinn, der gerne als „Mutter aller Sinnesorgane“ bezeichnet wird, involviert ist.
Interessant ist, dass die Fingerspitzen und Lippen eine unverhältnismäßig große Anzahl von Nervenendigungen enthalten, die mit dem Gehirn verbunden sind. Und was lässt sich besser mit den Fingern oder Lippen ertasten und erspüren, als die Haut des geliebten Partners? Eine erotische Massage ist deshalb ein so großes sinnliches Vergnügen, weil sie wirklich den ganzen Körper umfasst, es gibt eigentlich keine einzige Stelle, an der die Haut des Partners nicht liebkost wird. Nur noch beim Liebesakt ist die Haut so vollständig einbezogen.

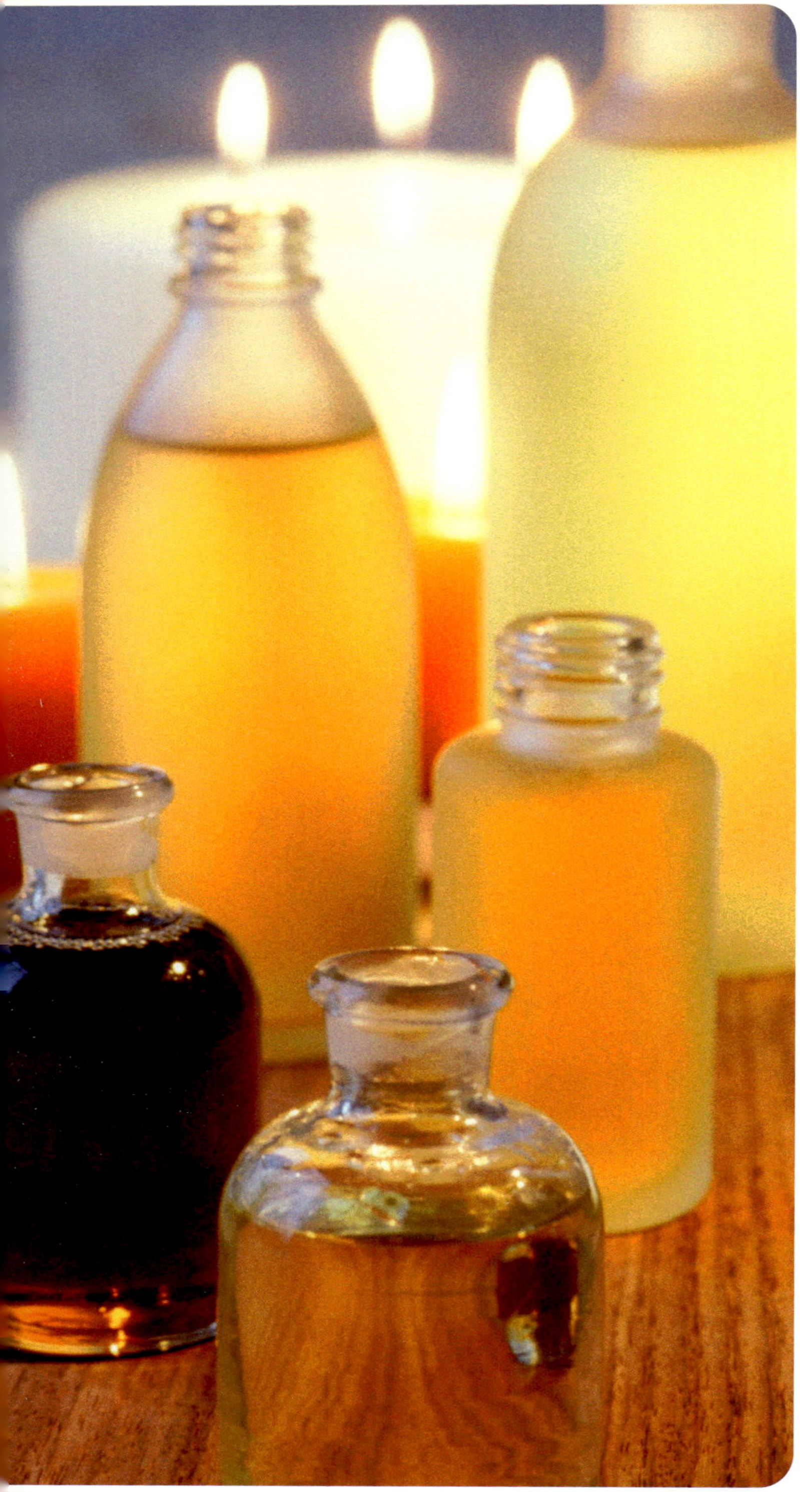

^ Düfte schaffen eine ganz besondere Atmosphäre der Sinnlichkeit. Das Geruchserlebnis verstärkt Entspannung und Lust bei beiden Partnern gleichermaßen

Liebe geht auch durch die Nase

Über den Geruchssinn heißt es, dass er die evolutionäre Wurzel, unser Fenster zum Gefühlsleben ist. Denn ob wir „jemanden riechen können", ist ganz entscheidend bei der Partnerwahl. Und Haut an Haut haben Sie den Körper des anderen im wahrsten Sinne des Wortes vor der Nase. Düfte wirken direkt und unbewusst auf die Psyche. Wenn Sie sich also für einen Partner entschieden haben, dann hat mit Sicherheit auch Ihre Nase zu ihm „Ja" gesagt. Bei der erotischen Massage geht es also genau wie bei der Wohlfühl- oder Entspannungsmassage darum, das Geruchserlebnis zu steigern. So wird durch eine spezielle Ölmischung, die Sie sich gemeinsam vor der Massage aussuchen, der Genuss erhöht und die Intimität zwischen Ihnen und Ihrem Partner gesteigert.

Düfte: Streicheleinheiten für die Seele

Das Geheimnis der Düfte und ihre wunderbaren Wirkungen verzaubern die Menschheit seit Generationen. Düfte wecken Erinnerungen, Gefühle, Kreativität, Konzentration und Wohlbefinden. Schon die flüchtigste Begegnung mit einem angenehmen Duft kann das Stimmungsbarometer höher steigen lassen. Düfte können uns wunderbar beim Entspannen helfen, denn stressfördernde Hirnströme, die so genannten Beta-Wellen, können nicht nur durch Entspannungsübungen wie Meditation in wohltuende Impulse, die so genannten Alpha-Wellen, umgewandelt werden, sondern auch durch aromatische Düfte. Eine von beiden Partnern als angenehm empfundene Duftmischung kann für eine intensivere Entspannung sorgen, als jene, die im Schlaf entsteht, sie kann sogar einen Schlüsselreiz bilden, der mit sexueller Lust gekoppelt ist (→ Seite 27). Dieses Wissen besaßen offenbar schon die alten Griechen, denn sie waren die ersten, die duftende Bäder und Öle kultivierten und bei Massagen wie beim Liebesspiel gleichermaßen einsetzten.

Kleine Geschichte der Massagen und Düfte

Die Kunst der Verführung

Die Erkenntnis, dass Tast- und Geruchssinn bei einer Massage gefordert, aber auch gefördert werden, war schon den Kulturen des Altertums bekannt. Entsprechend viel Wert wurde auf duftende Bäder, Öle und Salben gelegt, um in die Welt der Erotik und Sinnlichkeit einzutauchen. Repräsentiert wurden Liebe, Sinnlichkeit und Erotik überwiegend von weiblichen Gottheiten – Aphrodite und Venus sind **die** beiden Göttinnen Griechenlands und Roms. In Indien dagegen ist auch das männliche Prinzip stark vertreten. Allen gemeinsam ist die starke Verbindung zu sinnlichen Düften, die durch pflanzliche Darstellungen symbolisiert werden. Wie gut, dass uns diese Erkenntnisse erhalten blieben!

Die Göttinnen Griechenlands

Die ersten Philosophen Griechenlands glaubten, die weibliche Psyche würde von sechs verschiedenen Göttinnen repräsentiert: Demeter, die Ernährerin; Hera, die Machtsucherin; Athene, die umsichtige und zuversichtliche Karrierefrau; Artemis, die Liebhaberin von Natur und Freiheit; Persephone, der intuitive, seelenhafte, empfindsame Aspekt der Frau; und natürlich Aphrodite, die Göttin der Liebe, Herrscherin über die Sinnlichkeit, Schönheit und Künste.

In Hinblick auf die erotische Partnermassage ist es besonders Aphrodite, die uns interessiert. Sie ist die Göttin, die über das Reich der Düfte, der Sinnlichkeit, der Massage, der Kosmetik und aller ästhetischen und genussvollen Dinge herrscht. Der griechische Gott Apoll, der das Leben, die Unsterblichkeit, harmonisches Gleichgewicht, Schönheit und Güte symbolisiert, ist als die männliche Variante der Aphrodite anzusehen.

Die Geschichte des Mittelmeerraums ist eng verknüpft mit der großen Repräsentantin für Liebe und Schönheit, Sexualität und Leidenschaft: der Göttin Aphrodite. Als große Mutter der Liebenden repräsentierte sie die Stärke der weiblichen Rolle in puncto Liebeskunst und Liebesspiel.

Aphrodite stieg der Legende nach aus den schäumenden Wellen auf, und als sie sich ihrer Nacktheit bewusst wurde, pflückt sie einen Blütenzweig von einem Myrtenbusch, um sich zu bedecken. Deshalb, heißt es, hat die Myrte Blätter in Form der Vagina, deren äußere Lippen (Labia majora) den Myrtenblättern gleichen und deren innere Lippen (Labia minora) mit den Myrtenfrüchten verglichen werden. Aphrodite beherrschte alle sinnlichen Dinge einschließlich des Wissens um die erregende Wirkung aromatischer Pflanzen. Von ihrem Namen leiten sich die Begriffe „aphrodisisch" und „Aphrodisiakum" ab; der Name ihres Sohnes Eros weist uns auf die Erotik und die erotischen Liebesspiele hin.

Die Kunst des Parfümierens, die als verfeinerte Verführungskunst gilt, brachte der griechischen Sage nach Oenone zu den Menschen, die Aphrodites Zofe und Geliebte des Paris war.

Der Weg nach Rom zu Venus

Als dann die alten Griechen Teile Italiens kolonisierten, badeten Männer und Frauen mehrmals täglich in duftendem Wasser. So gelangte die Parfümeriekunst nach Rom. Die römische Göttin der Liebe und Sinnlichkeit dort war Venus. Auch sie war angeblich aus dem Meer hervorgegangen und hatte ihre Blöße mit Myrtenblättern bedeckt. Die drei ihr dienenden Grazien und ihr Sohn Cupido waren mit Myrtenblüten bekränzt; traten sie jedoch in Begleitung der Musen auf, so trugen sie Rosenkränze. Rosenessenz galt als „Blut der Venus", und römische Tempel waren stets mit Rosen geschmückt. Venushügel ist ein anderer Name für Schamhügel, von daher rührt wohl der legendäre Name der Stadt Venedig, die bis heute die „Stadt der Liebenden" genannt wird. Die Römer wussten zudem, dass die sinnlichen Düfte auch medizinische Eigenschaften besaßen. Die populärsten Rezepte waren auf Marmortafeln im Venustempel eingemeißelt. Die Römer entlehnten von den Ägyptern die Nutzung des öffentlichen Bades, das sie täglich aufsuchten. Zur Zeit Neros besaß Rom über 1000 Bäder, die sich auf die Anwendung von Duftstoffen spezialisiert hatten. Neros Frau Popäa badete der Überlieferung nach täglich in Eselsmilch, was sie wohl aus der indischen Liebestradition übernahm.

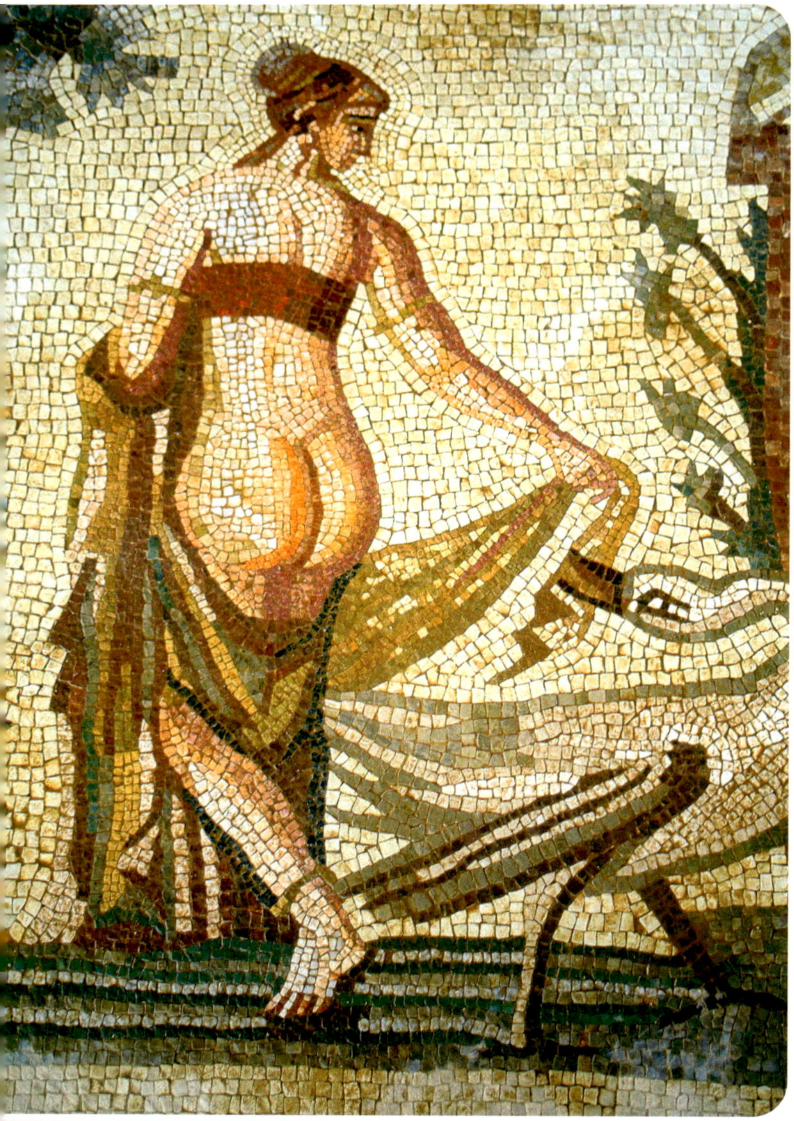

Nacktheit, Körperlichkeit, Sinnlichkeit: Bei den alten Griechen und Römern waren duftende Bäder und Massagen ein wichtiger Teil der Kultur

Die Götter Indiens

Indiens unverstelltem Liebesgenuss hat die Welt das berühmteste Sexualbuch, das „Kamasutra" zu verdanken. Düfte, besonders der von Sandelholz, wurden vom Tempel in die Schlafzimmer übernommen. Der Hindugott Indra wird stets mit einer mit Sandelholzpaste bestrichenen Brust dargestellt. Den Liebesgott Kama sieht man dagegen immer mit Pfeil und Bogen. Der Bogen besteht aus Zuckerrohr, die Sehne aus Bienen und jeder seiner fünf Pfeile hat als Spitze eine Blume. Die Pfeile sollen das Herz des Empfängers durch einen seiner fünf Sinne treffen. Auf einer Spitze befindet sich eine Jasminblüte, die wegen ihrer aphrodisischen Wirkung bekannt ist. Das „Kamasutra" enthält Hinweise auf Duftstoffe und Arrangements, die wesentlicher Bestandteil des Geschlechtsaktes waren.

Shakti: Verkörperung der schöpferischen Kraft

In der tantrischen Praxis wird die Frau vor dem Beischlaf als Verkörperung der schöpferischen Kraft – Shakti – verehrt. Ihre Körperteile werden mit verschiedenen Essenzen eingerieben und massiert, um ihrer schöpferischen Rolle Ehre zu erweisen und ihren Geist anzuheben, damit sie sich als Göttin manifestieren kann. Im „Ritual der fünf Essenzen" (da-

mit alle fünf Sinne angeregt werden), wird das feinste Jasminöl auf die Hände aufgetragen, Patschuliöl auf Hals und Gesicht, Ambra oder Moschus auf die Brüste, Speiknarde auf das Haar, Moschusochsenöl auf die Geschlechtsteile, Sandelholzöl auf die Schenkel und Safranöl auf die Fußsohlen. Beim Mann wurde Sandelholzöl oder -paste auf Stirn, Hals, Brust, Nabel, Genitalien, Oberarme, Schenkel, Hände und Füße aufgetragen.
Es verwundert kaum, dass diese Schriften der Liebe in einem Teil der Welt geschrieben wurden, wo Sonne und Sexualität ein tägliches Fest des Entzückens darstellten, wo reichlich Rosenattar destilliert wurde, wo es zahlreiche Sandelholzbäume gab und Hunderte von aromatischen Gewürzen, Blüten und Gräser zum täglichen Leben gehörten.

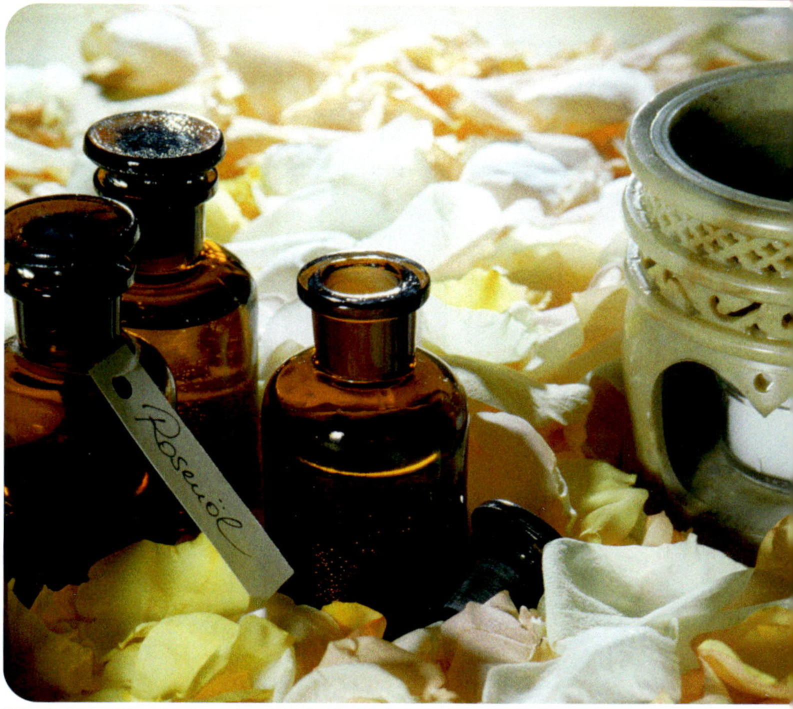

Mit Rosenöl verführte schon die Göttin Aphrodite ihre Auserwählten

Ägyptische Traditionen

Die ägyptische Liebestradition wird gerne mit Kleopatra in Verbindung gebracht, das berühmte Beispiel bezieht sich auf ihre Begegnung mit Marcus Antonius, als sie ihm am Ufer des Tibers entgegensegelte. Shakespeare schrieb in „Antonius und Kleopatra": „Sogar die Winde waren liebeskrank", denn sie tauchte ihre Segel in Jasmin und andere schwere sinnliche Duftstoffe und verzauberte Marcus Antonius völlig.

Der Übergang zur Neuzeit

Die christliche Tradition machte mit der sinnenfrohen Erfahrung der Römer und Griechen erst einmal Schluss, sodass Sinnesfreude kaum kultiviert und zur Lebenserfahrung wurde.
Erst mit den Kreuzfahrern im Mittelalter entdeckte man die Duftstoffe und die Sinnlichkeit wieder. Exotische Parfums hielten Einzug, die Körperlichkeit wurde wieder gepriesen, und so wurde auch auf die Körperpflege wieder entsprechender Wert gelegt. Rosenöl, das in Kameliensamen verdünnt wurde und göttlich schmeckte und roch, wurde beispielsweise zum Glätten der Lippen verwendet. Verschiedene Körperpartien wurden wieder unterschiedlich parfümiert und gesalbt. Erste zarte Massagerituale hielten wieder Einzug.

Die Lust zu Berühren

Vieles aus den alten Kulturen ist bis heute noch gültig und lädt Sie zum Nachahmen ein. Das romantische Bad bei Kerzenlicht, das gegenseitige Einölen mit wohlriechenden Essenzen, die sinnliche Ausgestaltung des Schlaf- oder Wohnzimmers mit hübschen Accessoires, all das sind wunderbare Mittel, um Sie beide auf Berührung und Zärtlichkeit einzustimmen. Selbstverständlich braucht es immer einen, der dabei den ersten Schritt macht. Üblicherweise ist es die Frau, die ihren Partner zu einer erotischen Partnermassage animiert, und Ihre Rolle der Initiatorin scheint so alt zu sein wie die Massage selbst.

Geben und Nehmen

Ein Akt in Balance

Eine erotische Massage ist ein Weg zu großem sinnlichem Vergnügen und sogar eine echte Alternative zum Orgasmus. Das Geben von Massagen sollte auf Gegenseitigkeit beruhen, denn sonst macht es dem, der dauernd gibt, bald keine Freude mehr. Das muss nicht am selben Tag geschehen, sondern eben erst beim nächsten Mal – obwohl Ersteres auch eine sehr schöne Erfahrung sein kann: Geben und Nehmen als ein gemeinsamer fließender Akt in Balance.
Doch was ist, wenn der Partner nicht so recht mitzieht? Was, wenn er Duftstoffe, sinnliche Accessoires oder erotische Hilfsmittel wie Federn und Seidenschals als „Brimborium“ und „Firlefanz“ abtut? Er vielleicht gerade noch bereit ist, sich mit einer kurzen Massage selbst verwöhnen zu lassen, aber keinerlei Anstalten macht, Sie zu verwöhnen? Haben Sie Geduld, denn Ihr Partner wird schon nach wenigen Malen, die Sie ihn mit sinnlichen Massagen verwöhnt haben – alles „Brimborium“ eingeschlossen – merken, wie das Ihr Liebesleben bereichert. Was das Verwöhntwerden betrifft, so müssen vielleicht gerade in einer langjährigen Beziehung diese Dinge erst reifen, sich einspielen – bis sich alte Gewohnheiten und Rollen innerhalb der Partnerschaft verändern.

Die Frau als Initiatorin – eine natürliche Rolle?

Über die Jahrhunderte hinweg galten Frauen in der abendländischen Tradition als von Natur aus gebend. Sie hatten die Aufgabe, die Familie inklusive Ehemann zu pflegen und zu umsorgen. Und wenn wir ehrlich sind, hat sich an dieser Rolle nicht so Entscheidendes verändert. Noch immer wird von Frauen erwartet, dass sie die Beziehungsarbeit leisten und den Mann samt Familie umsorgen und verwöhnen. Wie oft denken Frauen vielleicht, dass ihr Partner sie nie zärtlich und ausführlich streichelt, ohne dass er Sex will. Dass zärtliche Berührungen, wenn sie überhaupt von ihm kommen, immer nur Mittel zum Zweck sind. Andererseits sind in puncto Sexualität überwiegend Männer in der Rolle des Aktiven. Vielleicht denken sie sich wiederum häufig, dass sie es leid sind, immer den Anfang machen zu müssen, und wünschen sich, dass ihre Partnerin sie endlich verführt und zeigt, dass sie mit ihm schlafen möchte. Hier kann eine Partnermassage einen wunderbaren Ausgleich schaffen, indem Männer lernen, ihre Partnerin zu umsorgen und zu verwöhnen, aber auch, sich selbst hinzugeben und zu empfangen. Frauen wiederum können bei der Massage ihre übliche aktive Rolle nicht nur in umsorgender, verwöhnender Hinsicht übernehmen, sondern auch in sexueller Hinsicht. So lernen beide, Mann und Frau, ihre jeweiligen weiblichen und männlichen Anteile zu stärken.

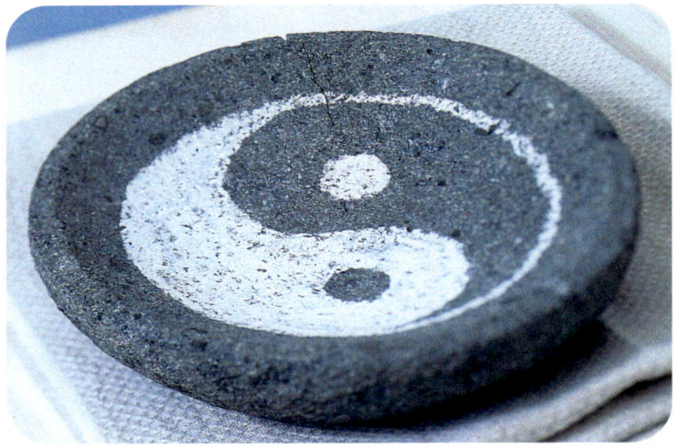

Das Yin-und-Yang-Symbol zeigt die innige Verschmelzung der männlichen und der weiblichen Energie

Weibliche und männliche Energie

Wenn in diesem Buch von weiblichen und männlichen Energien die Rede ist, dann im Sinn des Urprinzips der beiden Kräfte, die die chinesischen Daoisten als Yin und Yang bezeichnen. Yin, die weibliche, aufnehmende Kraft und Yang, die männliche, aktive Energie. Das Bild des Yin-und-Yang-Symbols verdeutlicht, dass beide Kräfte miteinander verwoben sind, keine existiert ohne die andere. Sie befinden sich in einem ständig fließenden Wechsel, wie Tag und Nacht, die ohne Ende weich ineinander übergehen und einander hervorbringen.
Dieses Spiel der Kräfte haben Männer und Frauen in allen Zeiten miteinander gespielt. Der Mann sucht die Frau, die Frau den Mann, wir suchen im anderen den Gegenpol, die andere Hälfte des Himmels.

Ergänzung durch Vereinigung

Die geschlechtliche Vereinigung von Mann und Frau war das grundlegende Konzept hinter Yin und Yang, den polaren und ergänzenden Lebenskräften. Yin und Yang waren abhängig von der Harmonie zwischen Mann und Frau, und da eine Frau langsamer erregt wird und ihren Orgasmus erreicht als ein Mann, liegt es an ihm, die Harmonie aufrechtzuerhalten und sie zu befriedigen, indem er das „Dao der Liebe" praktiziert: „Der Mann ist das Feuer, das rasch aufflammt und schnell ausgelöscht werden kann. Die Frau ist das Wasser, das sich langsamer erhitzt, das jedoch, einmal heiß geworden, sich langsam abkühlt. Feuer wird durch Wasser gelöscht und Wasser wird durch Feuer erhitzt."
Durch die Erkenntnis, dass jedem Mann etwas Weibliches und jeder Frau etwas Männliches innewohnt, waren Liebesspiel und Massage gezielter Einstieg in ein ganzheitlich erfülltes Liebesleben in diesen alten Traditionen.

Und heute?

Wenn Sie für sich akzeptieren, dass auch in jedem Geben ein Nehmen steckt und die Zärtlichkeiten, die Sie Ihrem Partner schenken, auch Ihre Erregung steigern, ist es vielleicht gar nicht mehr so wichtig, wer nun meistens den Anfang macht oder nicht. Immer vorausgesetzt, es wird nicht völlig einseitig und beide Partner sind damit zufrieden, wie es ist. Entscheidend ist, dass Sie Berührung, Nähe und Zärtlichkeit zwischen sich und Ihrem Partner suchen, zulassen und fördern – mit allen Sinnen. Lassen Sie sich von den folgenden Kapiteln inspirieren. Sie werden viele Anregungen finden, von sanften, kurzen Streicheleinheiten bis hin zur sinnlich-erotischen Massage, die den ganzen Körper von der Fußspitze über den Schambereich bis zum Kopf mit erregendem Prickeln erfüllt.

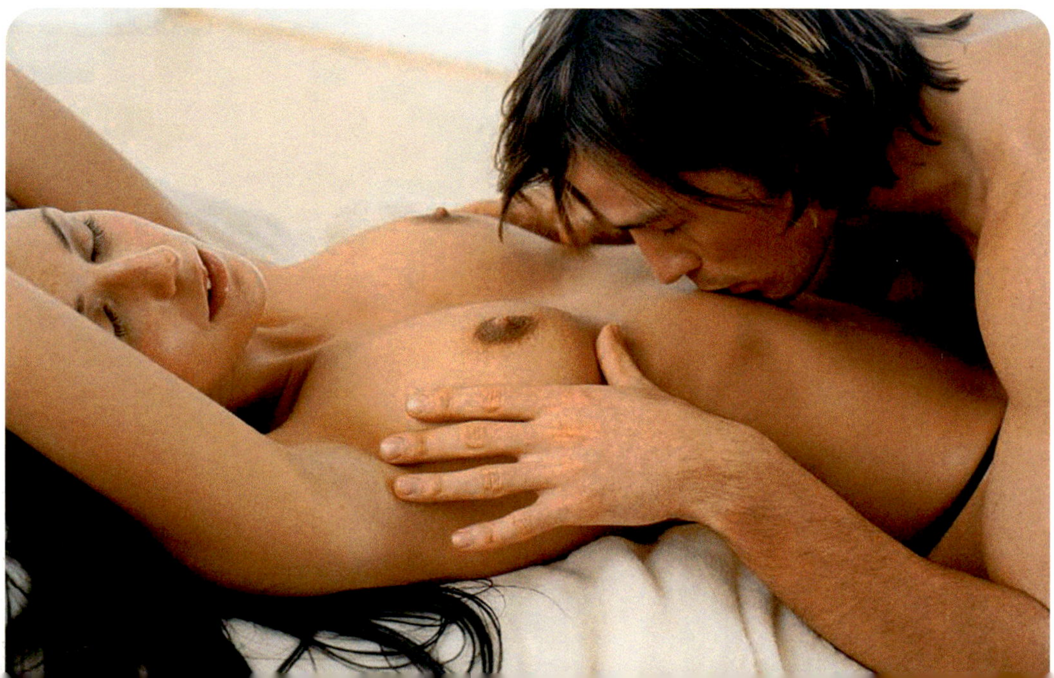

< Die erotische Partnermassage ist ein wunderbarer Weg, um Geben und Empfangen zu lernen und eine erfüllte Sexualität zu leben

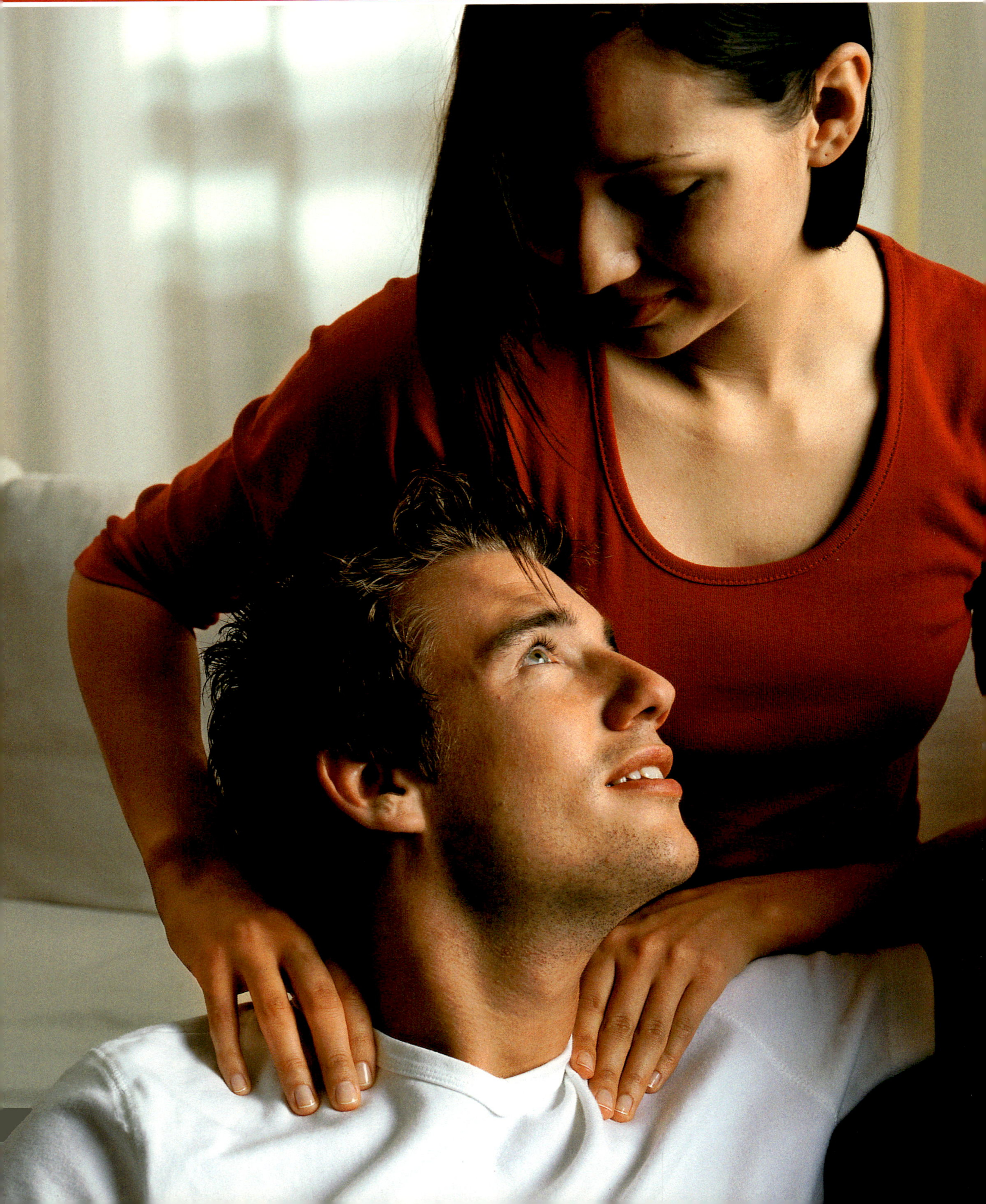

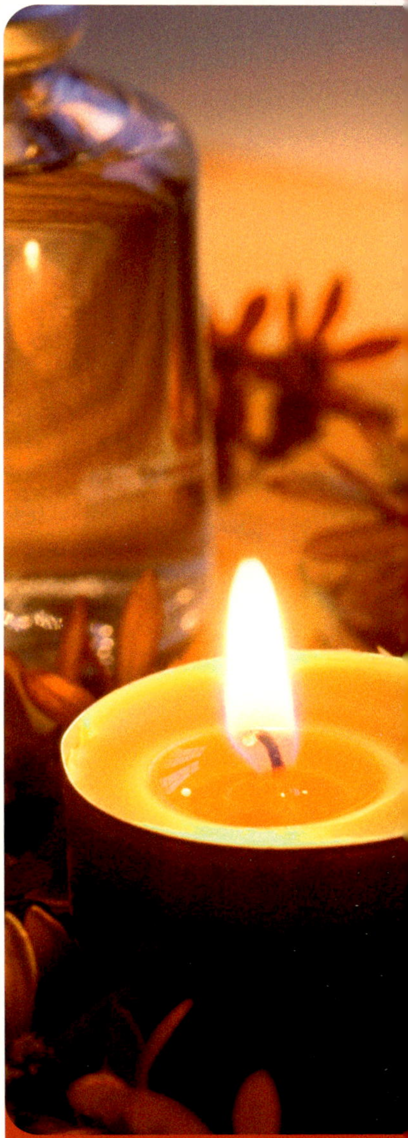

Die Kunst der Berührung

Liebe ist die kürzeste Verbindung zwischen zwei Herzen. Mit sinnlichen Massagen lässt sich das erste Prickeln genauso gut erhalten wie eine langjährige Beziehung neu beleben. Eine liebevolle Selbstmassage ist ein guter Einstieg in die Welt der erotischen Berührungen. Wie schön erst eine Massage zu zweit ist, können Sie gleich ausprobieren.

Selbstmassage: Ergründen Sie Ihre Bedürfnisse

Lebenselixier Berührung

Massagen sind, wie Sie im ersten Kapitel erfahren haben, eine wunderbare Art, sich gegenseitig nahe zu kommen. Egal ob Sie sich als langjähriges, eingespieltes Paar neu entdecken oder als Frischverliebte den prickelnden Genuss auskosten wollen. Gerade im Alltag gehen die so wichtigen Berührungen zwischen Paaren oft verloren, die kleinen liebevollen Gesten genauso wie der Wunsch, sich ausführlich mit dem Körper des Partners zu befassen, ihm die nötigen Streicheleinheiten und verwöhnenden Zärtlichkeiten zukommen zu lassen. Gemeinsam vor dem Fernseher entspannen ist zwar sicher bequemer, als sich ein gemeinsames Bad und eine ausführliche Massage zu gönnen – diese haben aber eine ganz andere Qualität! Alltagsroutine und Stress sind die häufigsten „Erotikkiller" (→ Seite 8), manchmal sind es aber auch die Hemmungen, den anderen so intim zu berühren oder sich seinen Zärtlichkeiten bedingungslos hinzugeben. Besonders Frauen hadern oft mit ihrem Körper und wollen so „perfekt" sein, wie es uns von den Models der Werbeindustrie vorgegaukelt wird. Dabei kommt es wirklich nicht auf scheinbare Idealformen an, um Berührung genießen zu können.

Vertrauen schaffen zu sich selbst

Die wichtigste Voraussetzung für eine erfüllte Beziehung ist, dass Sie sich selbst so annehmen wie sie sind. Dass Sie sich selbst lieben, den eigenen Körper lieben. Wenn Sie hauptsächlich damit beschäftigt sind, über den (vermeintlich) zu schlaffen Busen, die zu fleischigen Schenkel oder den zu dicken Bauch nachzudenken, werden Sie kaum in eine entspannte oder gar sinnliche Stimmung kommen. Wenn es Ihnen jedoch gelingt, zu sich selber zu stehen trotz kleiner „Schönheitsfehler", werden Sie entdecken, dass das Wunder wirkt. Wir wirken erotisch, wenn wir unseren Körper akzeptieren und uns darin wohl fühlen, das ist das Geheimnis. Ob wir nun 18 oder 80 Jahre zählen, behaart, dick oder dünn sind, spielt dabei keine Rolle.
In den verschiedenen Kulturkreisen finden Sie unterschiedliche Rituale und Übungsfelder, um den eigenen Körper besser kennen zu lernen. Im berühmten indischen Tantra mit seinen ausführlichen Detailbeschreibungen an Sexualpraktiken steht stets an erster Stelle, den eigenen Körper und seine Funktionsweise zu kennen. Sich zuerst anzunehmen, wie man ist und nicht, sich danach zu verzehren, wie man sein möchte, ist Grundvoraussetzung.

Nur wer sich selber liebt, kann Liebe geben

„Achtung vor der eigenen Ganzheit und Einzigartigkeit, Liebe und Verständnis für sich selbst sind nicht von der Achtung, dem Verständnis und der Liebe für einen anderen Menschen zu trennen." Dieses Zitat stammt von Erich Fromm. Er verstand, dass wir zunächst uns selbst lieben müssen, bevor wir andere wirklich lieben können. Denn um Geben zu können, brauchen wir das Gefühl, reich an Liebe zu sein, um sie verschenken zu können.
Berührungen, die wir uns selbst und anderen schen-

ken, können hier eine Brücke bilden. Menschen, die viel Erfahrung mit Berührung und anderen taktilen Reizen besitzen, zu denen erweitert auch das Riechen und Schmecken zählen, haben oft ein besonders gestärktes Immunsystem und ein ausgeprägtes sexuelles Interesse.

Den Körper erforschen – die Selbstmassage

Wie lässt sich nun ein gutes Körpergefühl herstellen? Wie werden Sie Ihre Zweifel los und schaffen es, sich ganz dem Genuss hinzugeben? Bei genauer Betrachtung ist ja der Körper eine einzige erogene Zone, die sich wundervoll mit Händen, Haaren, Federn, Lippen, Pinsel und Tüchern fantasievoll stimulieren ließe. Machen Sie also die ersten Schritte, und beginnen Sie mit einer Selbstmassage. Das ist der beste und angenehmste Weg, um den eigenen Körper und seine Bedürfnisse kennen zu lernen. Nehmen Sie sich an drei aufeinander folgenden Tagen Zeit, am besten in den Abendstunden nach einem leichten Abendessen. Sorgen Sie dafür, dass Sie völlig ungestört sind, und schaffen Sie sich zunächst eine angenehme und anregende Atmosphäre. Das heißt, Ihr Bad und Ihr Schlafzimmer sollten angenehm vorgewärmt und in Kerzenlicht getaucht sein, Ihre Lieblingsmusik im CD-Player liegen und die für Sie passenden erotisierenden Öle (→ Kasten Seite 20) sowie eventuell ein feiner Pinsel oder eine Feder bereitliegen.

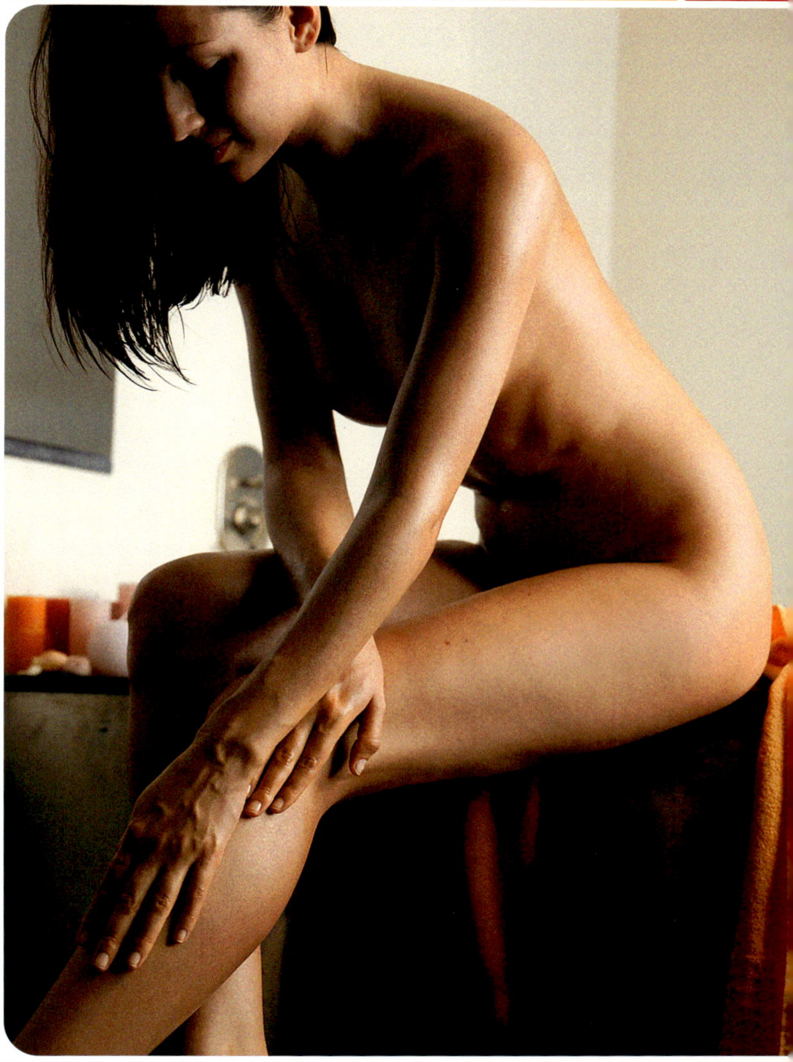

Selbstmassage mit wohlriechendem Massageöl. Massieren Sie es sanft in die noch feuchte Haut ein

Der erste Tag

Beginnen Sie mit einem aromatischen Bad (→ Rezepte Seite 65). Ölen oder seifen Sie sich in der Wanne langsam und gefühlvoll ein. Denken Sie dabei auch an Körperregionen, die Sie normalerweise eher übergehen. Zum Beispiel den Nabelbereich oder die Zehenzwischenräume. Trocknen Sie sich nun mit einem über der Heizung vorgewärmten, flauschigen Handtuch leicht ab, so dass noch etwas Feuchtigkeit auf der Haut bleibt, und gehen Sie dann in Ihr angenehm vorgewärmtes, sinnlich gestaltetes Zimmer. Nehmen Sie ein wohlriechendes Massageöl, und massieren Sie es sanft in die noch leicht feuchte Haut ein. Eine bestimmte Massagetechnik ist nicht nötig. Erspüren Sie einfach nur zärtlich die unterschiedlichen Hautstrukturen und Muskelpartien, und lernen Sie dabei die Formen Ihres Körpers kennen.

Schenken Sie sich dafür genügend Zeit, genießen Sie die Berührung, und freuen Sie sich daran. In welchen Regionen fühlen Sie sich besonders wohl? Widmen Sie dabei auch den weniger geliebten Zonen Zeit und versuchen Sie, sich mit ihnen anzufreunden. Denken Sie sich positive Formulierungen aus wie „Mein Bauch ist wunderbar weich" oder „Die Haut meiner Schenkel fühlt sich an wie Samt" – Ihrer positiven Phantasie sind keine Grenzen gesetzt! Wichtig: Berühren Sie heute Ihre Genitalien noch nicht.

Der zweite Tag

Machen Sie dieselben Übungen, die Sie am Vortag ausführten, heute wieder, mit dem Unterschied, dass Sie jetzt Ihre Genitalien mit einbeziehen. Streicheln und ölen Sie diese genauso zärtlich wie den übrigen Körper. Und achten Sie darauf, an welchen Stellen durch Ihre Berührung angenehme Gefühle erzeugt werden. Vertrauen Sie Ihren Gefühlen und machen Sie Ihrem Körper eine Freude.

Der dritte Tag

Beginnen Sie wie an den anderen Tagen, konzentrieren Sie sich aber verstärkt auf Ihre erogenen Zonen. Reagieren Ihre Brustwarzen mit großem Wohlbehagen, dann streicheln und liebkosen Sie diese ganz besonders ausführlich. Vibrieren Ihre Schenkel vor angenehmen Empfindungen, dann intensivieren Sie Ihre Lust durch weitere Berührung. Fühlen sich Ihre Genitalien wunderbar an, dann vertiefen Sie das Erleben in diesem Bereich. Stellen Sie sich vor, wie jemand anderer es genießen würde, Sie in dieser Art und Weise zu streicheln und zu liebkosen. Verbringen Sie viel Zeit damit, genau das zu tun, wozu Sie am meisten Lust haben. Diese Zeit gehört Ihnen. Wollen Sie vielleicht nicht nur angenehme Musik dabei hören, sondern lesen? Dann tun Sie es. „Das Delta der Venus" von Anaïs Nin oder „Die Geschichte der O" sind eine ideale Lektüre.

Tipp

ÖLMISCHUNGEN FÜR MAGISCHE MOMENTE

RELAX-MISCHUNG
100 ml Mandelöl mit
5 Tropfen Lavendel fein,
5 Tropfen Rosengeranie,
3 Tropfen Rosenholz oder
3 Tropfen Petit Grain vermischen

EINFACH SINNLICH
80 ml Mandelöl und
20 ml Wildrosenöl mit
3 Tropfen Sandelholz und
3 Tropfen Ylang Ylang vermischen

FÜHL MICH WOHL IN MEINER HAUT
100 ml Mandelöl mit
3 Tropfen Vanille,
3 Tropfen Benzoe,
1 Tropfen Rose damascena bulgarisch oder türkisch
1 Tropfen Neroli und
5 Tropfen Orange vermischen

Himmlisches Ergebnis für beide

Wiederholen Sie diese Selbstverwöhntage so oft wie möglich. Durch die liebevolle Aufmerksamkeit, die Sie mit der Selbstmassage Ihrem Körper schenken, bekommen Sie ein besseres Körpergefühl und Gespür dafür, was Sie wollen. Sie gewöhnen sich an Berührungen und lernen, Hemmungen zu überwinden. So entsteht ein echtes „Berührungsbewusstsein", das Ihren Lebensstil verändern kann. Sie werden mit der Zeit mehr Freiraum entwickeln, um spontane Reaktionen im Bett zu zeigen. Und das tut ganz sicher auch Ihrer Partnerschaft gut.

Mit dem Partner Neues erleben

Sinnliche Massagen zu zweit

Wenn das Verhältnis zum eigenen Körper stimmt, gelingt es Ihnen sicher besser, Ihrem Partner Ihre Wünsche mitzuteilen und sich auch auf die seinen einzulassen. Dann kann das Verwöhnen und Verwöhntwerden beginnen. Für die folgenden Massagen gibt es erst mal keine vorgeschriebenen Griffe oder Techniken. Diese erlernen Sie Schritt für Schritt in Kapitel 3. Im Moment geht es nur darum, sich aufeinander einzustimmen. Was also zählt, sind Einfühlungsvermögen und sensible Hände. Denn von sanften, streichenden Bewegungen mit der ganzen Handfläche kann bereits eine große Wirkung ausgehen. Begegnen Sie Ihrem Partner mit Neugierde und Interesse und die gemeinsame Entdeckungsreise kann beginnen.

Zeit für Erotik und Zärtlichkeit

Bestimmt sagt Ihr Partner nicht nein, wenn Sie ihm vorschlagen, ihm den Kopf oder den Nacken zu massieren und zu kraulen, den Rücken sanft zu rollen und zu reiben, den Po lustvoll zu kneten, Bauch und Brust liebevoll zu streicheln oder ihm eine gehörige Portion Streicheleinheiten für die Füße versprechen (→ Kapitel 3). Was gut tut, ist erlaubt. Das einzige, was Sie jetzt noch brauchen, ist Zeit. Ich weiß, dass Sie keine haben, aber Sie brauchen nicht viel, und das Wenige ist gut investiert.

Kuschelige Atmosphäre schaffen

Wie schon bei der Selbstmassage ist es wichtig, dass Sie eine angenehme Umgebung gestalten. Wärme ist eine wichtige Voraussetzung für das sich einstellende Wohlgefühl beim Massieren und Berühren. Wenn etwa in verregneten Sommermonaten die Heizung nicht anspringt, nehmen Sie einen elektrischen Heizofen zu Hilfe. Verführerische Wohlgerüche lassen eine sinnliche Massage zu einem erotischen Hochgenuss werden. Dafür bieten sich wieder stimulierende ätherische Öle an (→ Seite 57 und Seite 63). Sie geben die Düfte in ein Massageöl oder in eine Duftlampe, je nachdem, was Sie vorhaben. Visuelle Reize wie Blumen, Bilder, Kerzen und Pflanzen (→ Seite 61, 62) schaffen Verführungsatmosphäre und regen die Phantasie an.

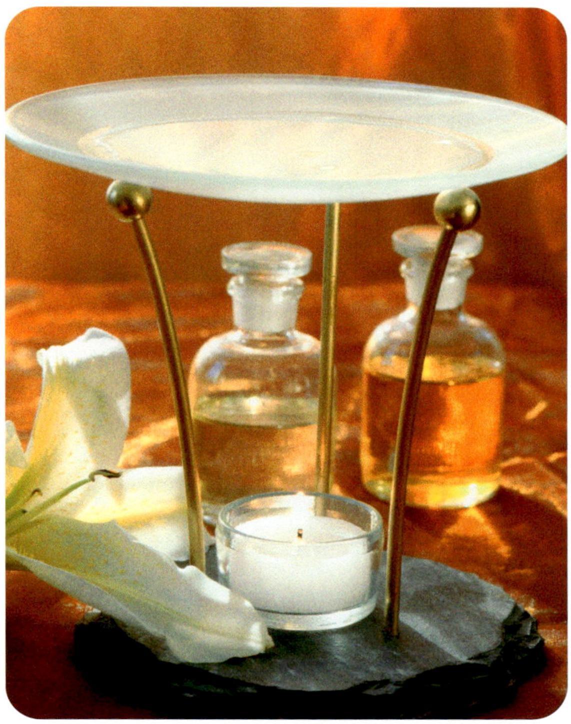

Verführerische Düfte schaffen eine ideale sinnliche Atmosphäre

Sinnlicher Einstieg: die Kopfmassage

Um mit dem gegenseitigen Berühren und Verwöhnen vertraut zu werden, eignet sich am besten die Kopf- und Gesichtsmassage. Sie brauchen dabei nichts auszuziehen und so ist es eine zunächst unverfängliche und dennoch sehr intime Massage, wie Sie schnell feststellen werden. Die ersten Massagegriffe am Kopf gelten dem Energiezentrum hinter der Stirn an der Nasenwurzel zwischen den Augenbrauen, dem „dritten Auge“, wie es auch genannt wird. Ist die Spannung in diesem Bereich gelöst, stellt sich sehr schnell ein wunderbares Gefühl von Gelassenheit und Wohlbefinden ein. Allein das Halten des Kopfes bewirkt oft ein Gefühl, als falle jegliche Hektik ab und Zeit und Raum lösten sich auf. Ob Sie es beide beim Entspannen belassen wollen, oder ob das der Auftakt für „Mehr“ ist, wird sich zeigen ...

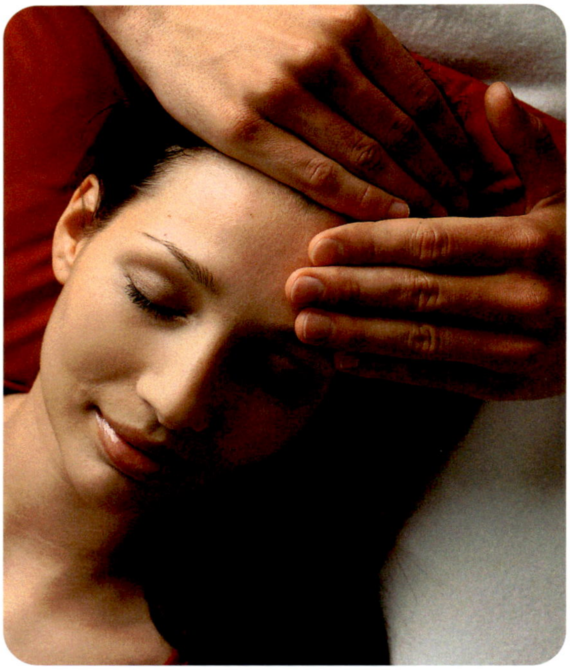

1 Mit wechselnden Händen von der Stirn zum Haaransatz streichen

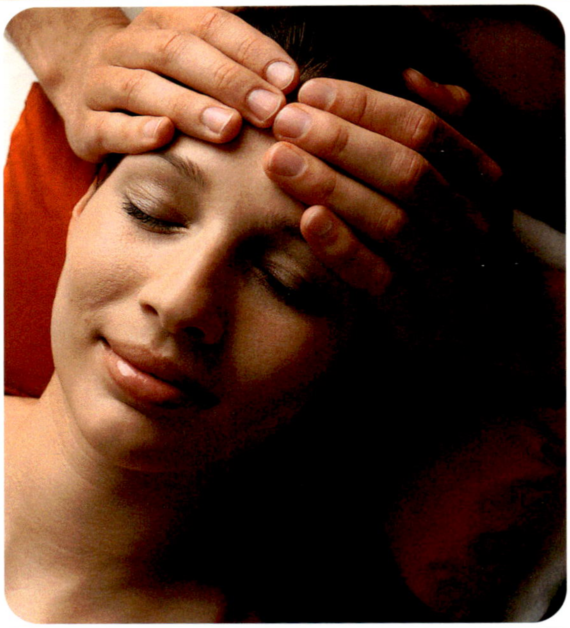

2 Hände ruhen auf den Schläfen, die Fingerspitzen berühren sich

So verwöhnen Sie Ihren Partner

- Ihr Partner liegt bequem auf dem Rücken, das kann auf dem Bett, dem Sofa oder dem Boden sein.
- Sie knien oder sitzen hinter ihm, sein Kopf ruht auf Ihrem Schoß, am besten auf einem Kissen.
- Legen Sie behutsam beide Hände gleichzeitig auf seine Stirn und streichen Sie zügig abwechselnd mit der linken und der rechten Hand von der Nasenwurzel in Richtung Haaransatz. ❶
- Wiederholen Sie diese Bewegung mindestens zehnmal. Variieren Sie eventuell die Druckstärke und fragen Sie Ihren Partner, wie es für ihn angenehmer ist.
- Legen Sie dann Ihre Hände so auf den Kopf Ihres Partners, dass Ihre Handflächen auf seinen Schläfen ruhen und die Fingerspitzen sich in der Mitte der Stirn auf dem so genannten „dritten Auge“ zwischen den Augenbrauen treffen. ❷
- Lassen Sie Ihre Hände ein oder zwei Minuten lang so liegen und Ihren Partner diese den Kopf im Halbkreis umschließende Berührung genießen. Er wird sich völlig entspannt und geborgen fühlen.

Stimulierung der sinnlichen Kopfhaut

Es gibt am ganzen Körper sexuelle Stimulierungspunkte (→ Seite 30), einige davon befinden sich auf dem Kopf. Wenn Sie diesen sensiblen Bereich mit rhythmischen Bewegungen stimulieren, ist das ausgesprochen wohltuend, entspannend, aber auch sexuell anregend. Am besten beschreiben Sie mit den Händen, Fingern oder Daumen kleine kreisförmige Muster auf der Kopfhaut.

So verwöhnen Sie Ihren Partner

➤ Ihr Partner liegt immer noch bequem auf dem Rücken.

➤ Sie knien oder sitzen hinter ihm, sein Kopf ruht auf Ihrem Schoß auf einem Kissen.

➤ Beginnen Sie mit kleinen Kreisen die Konturen seines Kopfes liebevoll nachzuziehen. Mal mit den Fingerspitzen, mal mit den Handflächen oder mit den Daumen. ❸

➤ Fragen Sie nach, wie es Ihrem Partner behagt, welche Druckstärke ihm angenehm ist.

➤ Erkunden Sie die Konturen seines Kopfes genüsslich. Wenn Sie sich sicherer fühlen, schließen Sie die Augen dabei und fragen Sie Ihren Partner erneut, ob es so angenehm für ihn ist.

➤ Werden Sie nun immer langsamer mit Ihren Kreisbewegungen, und nehmen Sie dann den Kopf Ihres Partners und stützen Sie diesen von hinten mit einer Hand.

➤ Legen Sie die andere Hand flach auf seinen Scheitel, und kreisen Sie mit der Haut des Kopfes nach rechts herum im Kreis. ❹

➤ Fühlen Sie, ob sich die Kopfhaut leicht bewegen lässt oder ob sie straff gespannt ist? Kann Ihr Partner loslassen? Kreisen Sie ganz sanft. Fragen Sie nach, wie es Ihrem Partner angenehm ist.

➤ Ändern Sie jetzt den Massagegriff, indem Sie nun mit der Hand, am besten mit den Fingerspitzen, über die Kopfhaut kreisen. Passen Sie auf, dass Sie Ihren Partner dabei nicht an den Haaren ziehen. ❺

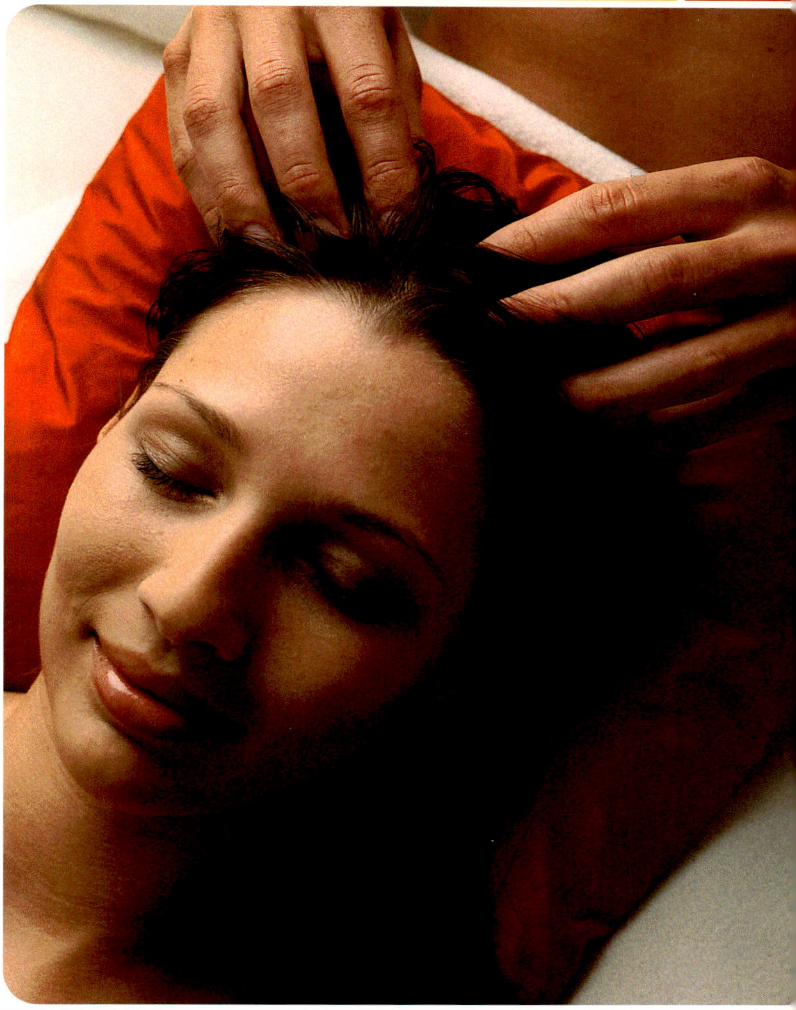

3 Ziehen Sie liebevoll mit den Fingerspitzen die Konturen des Kopfes nach

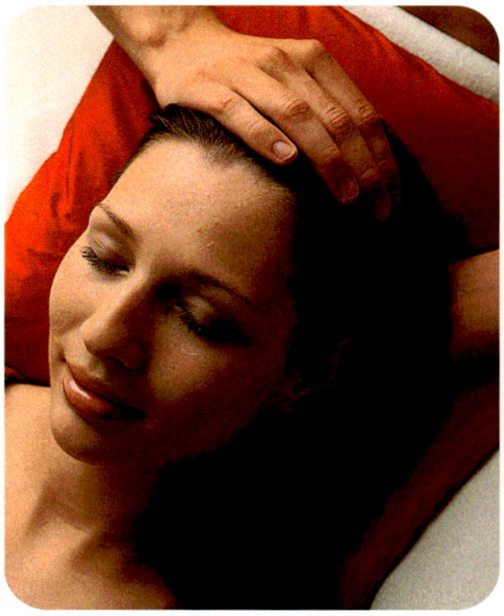

4 Kreisen der Kopfhaut mit der flachen Hand

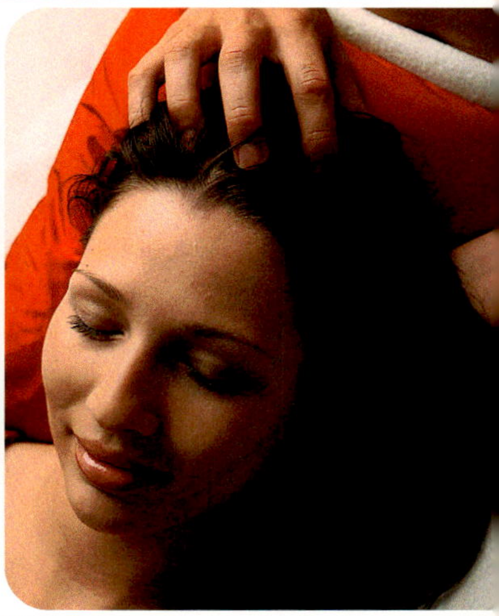

5 Über die Kopfhaut mit den Fingerspitzen kreisen

Zärtlicher Ausklang: die Nackenmassage

Als Ausklang nach der gerade beschriebenen sanft stimulierenden Kopfmassage eignet sich die folgende Nackenmassage besonders gut.

So verwöhnen Sie Ihren Partner

➤ Ihr Partner liegt weiter bequem auf dem Rücken. Er kann seinen Kopf, wenn Sie hinter ihm knien, auch auf Ihren Oberschenkeln ruhen lassen.

➤ Beginnen Sie mit kleinen kreisenden Bewegungen mit den Daumen (oder wenn es Ihnen leichter fällt auch mit den Fingerspitzen) von der Nackenmitte weg.

➤ Fangen Sie dabei oben am Schädelrand an, rechts und links der Wirbelsäule. ❶

➤ Folgen Sie der Wirbelsäule entlang nach unten über die Nackenmitte bis zur Schulterpartie. ❷

➤ Verändern Sie die Druckstärke. Fragen Sie Ihren Partner, wie es für ihn angenehm ist und wiederholen Sie dieses Kreisen mindestens fünfmal. Versuchen Sie, im Rhythmus mit Ihrem Partner zu atmen und mitzuspüren.

➤ Dann gehen Sie über zu kreisenden Streichungen mit den Fingern. Nehmen Sie zuerst 2-3 Finger, bis Sie allmählich 4 Finger dazu benutzen. ❸

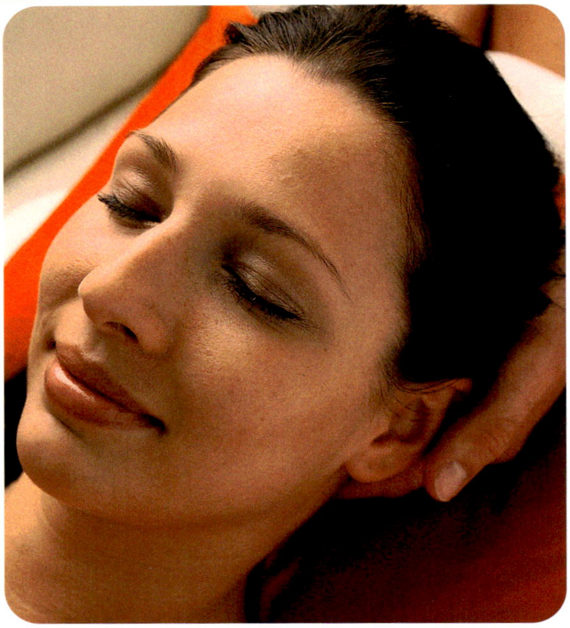

1 Kreisen am Schädelrand rechts und links der Wirbelsäule

➤ Fragen Sie immer wieder bei Ihrem Partner nach, wie angenehm die Druckstärke ist, und variieren Sie diese entsprechend.

➤ Am Ende ziehen Sie gleichzeitig seine Haarsträhnen sanft und zärtlich zwischen Daumen und Zeigefinger beider Hände. ❹

Dieser Abschluss ruft bei Ihrem Partner zarte, erotisch prickelnde Empfindungen hervor.

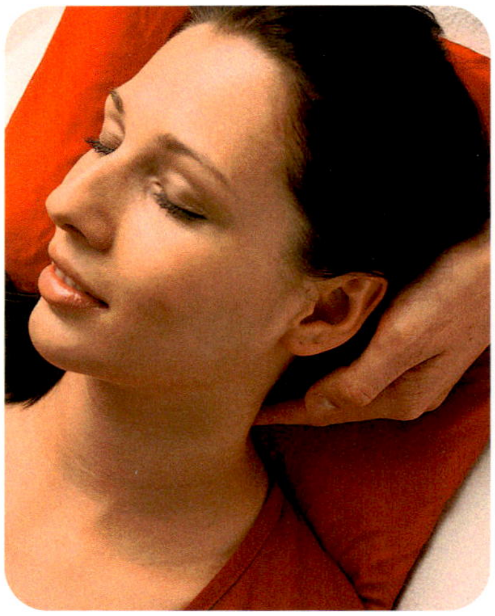

2 Kreisen zur Nackenmitte und weiter

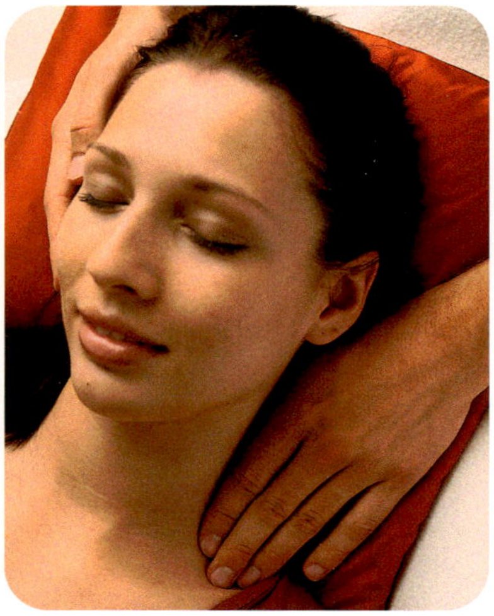

3 Kreisende Streichungen bis zur Schulterpartie

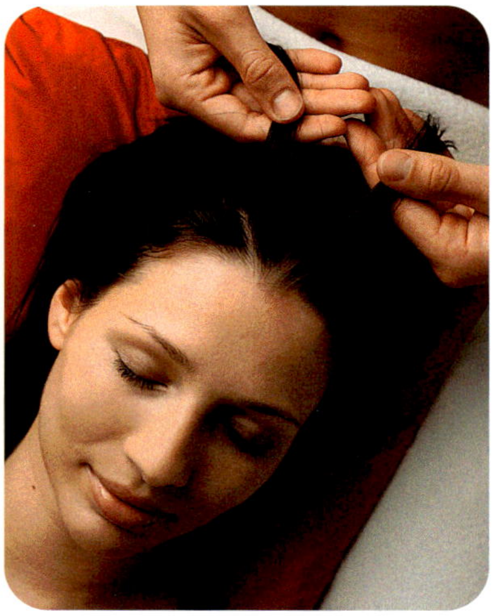

4 Sanftes, zärtliches Ziehen der Haarsträhnen

Feedback geben

Sicher haben Sie es bei diesen ersten sinnlich-erotischen Massagen schon bemerkt: Diese Berührungen sprechen eine ganz eigene, intime und sensible Sprache. Unabhängig davon, ob Sie beide mühelos über Gefühle reden können oder ob Sie eher „große Schweiger" sind, sollten Sie gemeinsame Abmachungen und Vereinbarungen treffen, wie Sie sich auch jenseits der Sprache Signale vermitteln können. Das heißt, wie Ihr Partner während der Massage mit Gesten, Seufzern und sensorischen Botschaften ausdrücken kann, was er gerne mag. Wenn Sie, wie bei Kopf- und Nackenmassage beschrieben, immer wieder fragen müssen oder gefragt werden, ob es so passt, beeinträchtigt das vielleicht die sinnliche Stimmung. Natürlich lernen Sie die Signale im Lauf der Zeit immer besser zu deuten und zu geben, und Sie werden staunen, was es bei Ihrem völlig vertraut geglaubten Partner und bei Ihnen selbst noch zu entdecken gibt.

Sensorische Botschaften

Männer und Frauen haben laut einer Studie der Universität von Colorado von Kindheit an eine unterschiedliche sensorische Erlebnisfähigkeit. Frauen reagieren demnach eher auf taktile, Männer tendenziell mehr auf visuelle Reize. Eine gute Gelegenheit, beiden gleichzeitig gerecht zu werden, ist die Gesichtsmassage. Hier können Sie das zärtliche Streicheln genauso genießen, wie das Mienenspiel Ihres Partners, und dabei das Gesicht, das Sie lieben, wirklich kennen lernen. Es spricht förmlich Bände, denn Entspannung und Genuss drückt sich völlig anders aus als Schmerz oder Schreck.

Die Gesichtsmassage – Erotik pur

Diese Massage ist unglaublich entspannend. Ähnlich wie eine Rückenmassage (→ Seite 44) wirkt sie am ganzen Körper. Wenn Sie den geliebten Menschen mit dieser Art Streicheleinheiten verwöhnen, fördert das die Harmonie zwischen Ihnen und seine erotische Erlebnisfähigkeit. Suchen Sie sich vorher gemeinsam einen Eros-Duft aus (→ Seite 57 und Seite 63) und schon können Sie beginnen.

So verwöhnen Sie Ihren Partner

- Setzen Sie sich im Schneidersitz hin, mit einem kleinen Kissen über den Füßen, darauf legt Ihr Partner seinen Kopf.
- Verteilen Sie das ausgewählte, etwas vorgewärmte Eros-Öl auf beide Hände.
- Legen Sie Ihre Hände auf beide Seiten des Gesichts Ihres Partners und halten Sie es sanft, während Sie beide gemeinsam einige entspannte Atemzüge nehmen.
- Fühlen und spüren Sie dem Atem nach und überlassen Sie sich dem Atemrhythmus.
- Streichen Sie nun langsam mit den Händen vom Kinn zum Kiefer. Wiederholen Sie diese Bewegung 10- bis 15-mal. 5
- Fragen Sie nach, wie angenehm der Druck ist.

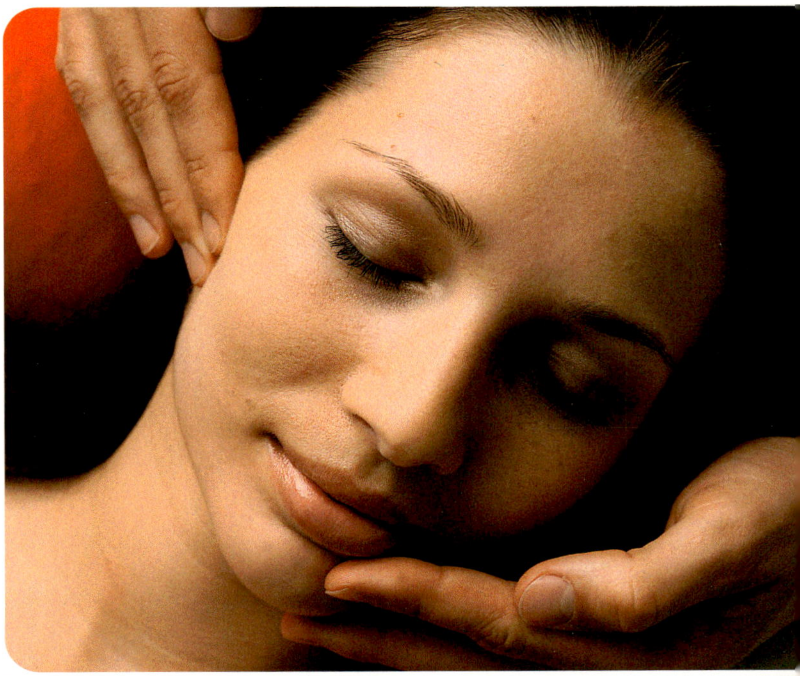

5 Streichen Sie langsam und sanft mit den Händen vom Kinn zum Kiefer

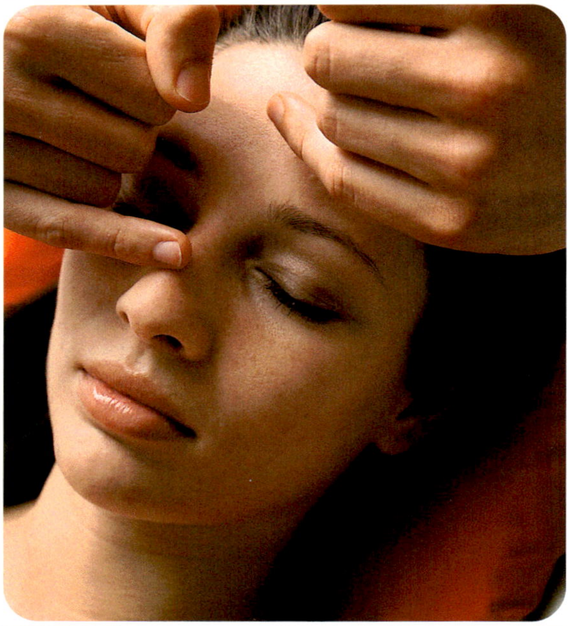

1 Streichen Sie vom Nasenrücken über die Wangen bis zum Ohr

➤ Streichen Sie anschließend mit den Fingern von der Nase über die Wangen bis zu den Ohren. ❶

➤ Zählen Sie diesmal die Wiederholungen nicht, sondern nehmen Sie sich einfach Zeit und genießen Sie die Bewegung und Berührung.

➤ Erkundigen Sie sich, wie es Ihrem Partner gefällt, vielleicht fängt er an zu Schnurren.

➤ Geben Sie wieder etwas Öl auf die Hände, und streichen Sie jetzt leicht mit den Fingern der rechten Hand von der linken Seite der Stirn nach rechts über die Stirn. ❷

➤ Danach streichen Sie mit der linken Hand von rechts nach links. Wechseln Sie die Hände im langsamen, sanften Rhythmus. ❸

➤ Spüren Sie nach, wie Ihr Partner unter diesen sanften Strichen entspannt.

➤ Setzen Sie die Massage fort, indem Sie den Bereich um den Mund Ihres Partners einfühlend massieren und mit den Fingerspitzen sanft die Grube zwischen der Nasenspitze und der Oberlippe ausstreichen und streicheln. ❹ Dies ist ein besonders empfindsamer Bereich im Gesichtsfeld.

➤ Fragen Sie Ihren Partner, wie stark oder zart der Druck in diesem sensiblen Bereich sein darf.

➤ Beenden Sie die Massage mit weiterem Streicheln von Stirn, Wange und Kinnbereich, und umschließen Sie am Ende wieder das Gesicht Ihres Partners während einiger Augenblicke mit beiden Händen.

Die Tür zu mehr Sinnlichkeit

Diese Form der zärtlichen Massagen kann eine neue Art der Begrüßung werden, ein kleines Ritual ihrer Liebe, der Aperitif, der Lust auf mehr macht und zugleich ein Stück Vertrauen schafft. Sie können den

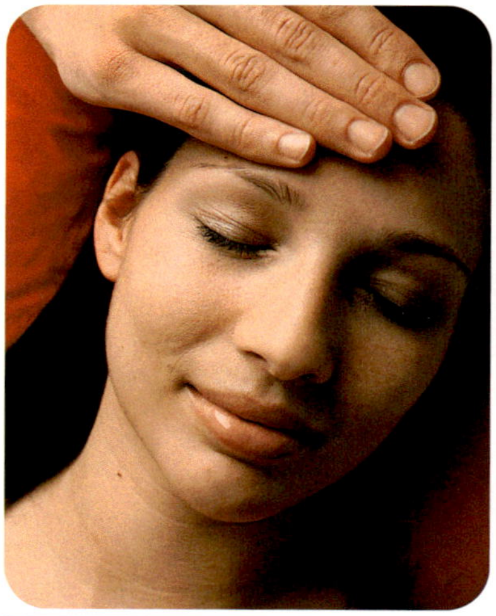

2 Streichen: rechte Hand von der linken Stirnseite

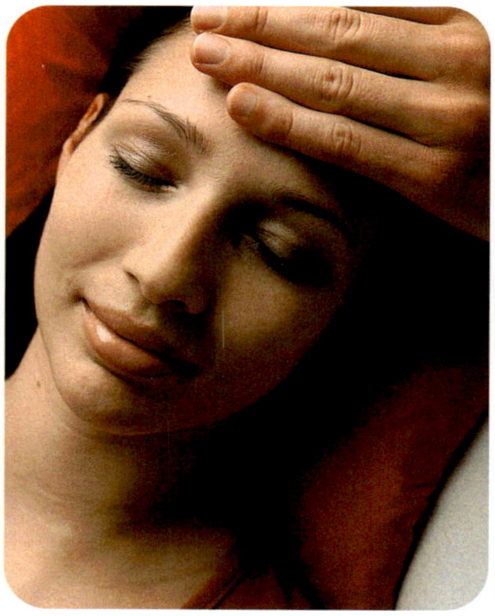

3 Wechsel: linke Hand von der rechten Stirnseite

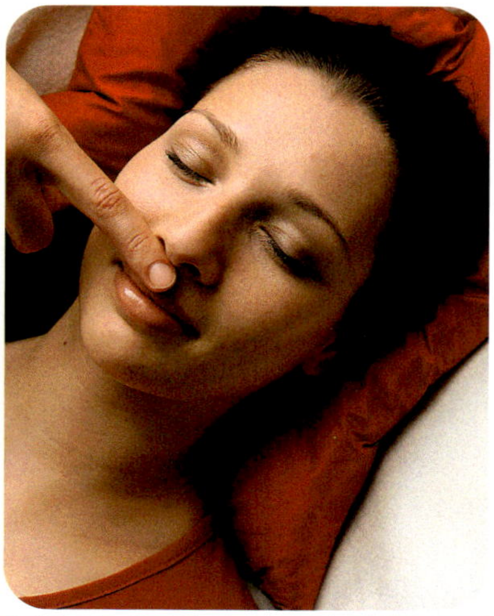

4 Streicheln der Grube über der Oberlippe

„Begrüßungscocktail“ nackt oder noch bekleidet zelebrieren, ohne zu viel Erwartung und doch voller Hingabe und Sinnlichkeit. Eine neue Tür zur Erotik kann sich hier für Sie öffnen.

Streicheleinheiten ritualisieren

Damit die Partnermassage fester Bestandteil in Ihrem Leben wird, gibt es ein paar Tricks.

1. Verwandeln Sie den Ort des Geschehens in eine „Liebeslaube“, und schaffen Sie mit Düften, Licht und Musik eine schöne, sinnliche Atmosphäre.
2. Stellen Sie gemeinsam einen Duft zusammen oder suchen Sie ihn zusammen aus. Das schenkt eine einmalige Wiedererkennung – Lockdüfte wie in der Natur lassen grüßen. Bei weiteren Partnermassagen verstärkt sich so die Bindung aneinander. Das heißt, der Hunger auf den Partner und der bestimmte Massageduft gehören zusammen. Allein durch die Anwesenheit des Duftes kann so bei Ihrem Partner die Lust wieder geweckt werden, wenn es beim ersten Mal eine positive Erfahrung war.
3. Beginnen Sie jedes Mal mit der Erforschung eines neuen Körperteils und genießen Sie es, wie erotisiert der gesamte Körper Ihres Partners darauf reagiert: mit gesträubten Haaren, Gänsehaut, erigiertem Penis oder erregter Vagina, mit Schauern, die sich über den ganzen Körper erstrecken können.
4. Versuchen Sie, gemeinsames Geben und Nehmen zu lernen. Es kann auch für den Massierenden ungemein erregend sein, den Partner an den unterschiedlichsten Stellen zu streicheln und seine lustvollen Reaktionen zu spüren.
5. Geben Sie sich den sinnlichen Berührungen ganz hin, streicheln Sie mit den Händen, Haaren, Fingern, Unterarmen, Füßen oder rollen Sie mit dem ganzen Körper übereinander.
6. Lassen Sie Gewohnheiten entstehen, indem Sie bei jeder neuen erotischen Massage mit kleinen Begrüßungsritualen beginnen. So entsteht mehr und mehr Vertrautheit und die Vorfreude steigert sich.
7. Versuchen Sie dennoch, offen für Neues zu bleiben. Haben sich Rituale entwickelt und ist eine gewisse Vertrautheit schon gewachsen, kann die Vorfreude wiederum durch Überraschungen wachgehalten werden. Mit Seidenschals, Federn, Pinseln Seidenhandschuhen und vielem mehr (→ Kapitel 4).
8. Filtern Sie persönliche Vorlieben heraus, reden Sie offen mit Ihrem Partner darüber oder schreiben Sie kleine Wunschzettelchen, wenn Ihnen das leichter fällt. Bereichern Sie Ihre erotische Beziehung so immer wieder.

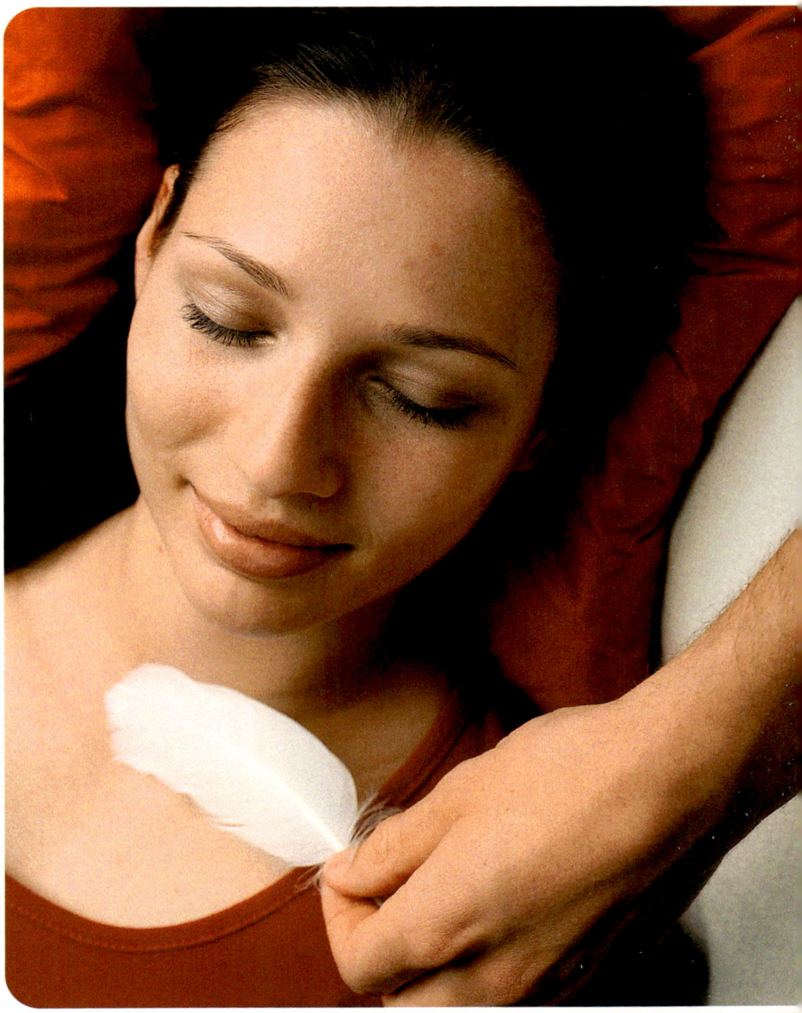

∧ Entdecken Sie die erotische Landkarte des Körpers Ihres Partners, entwickeln Sie gemeinsam Rituale und bleiben Sie offen für neue Erfahrungen

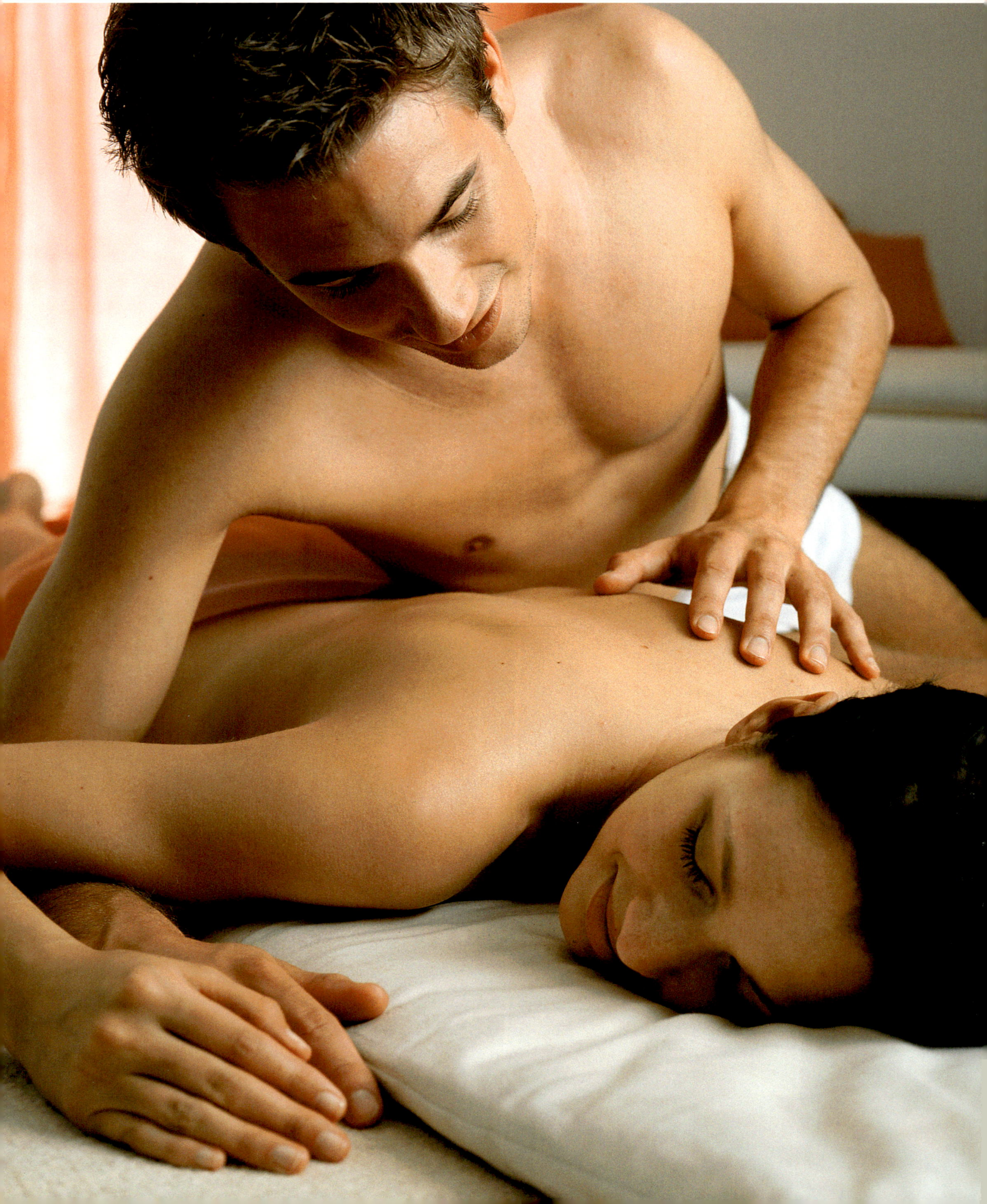

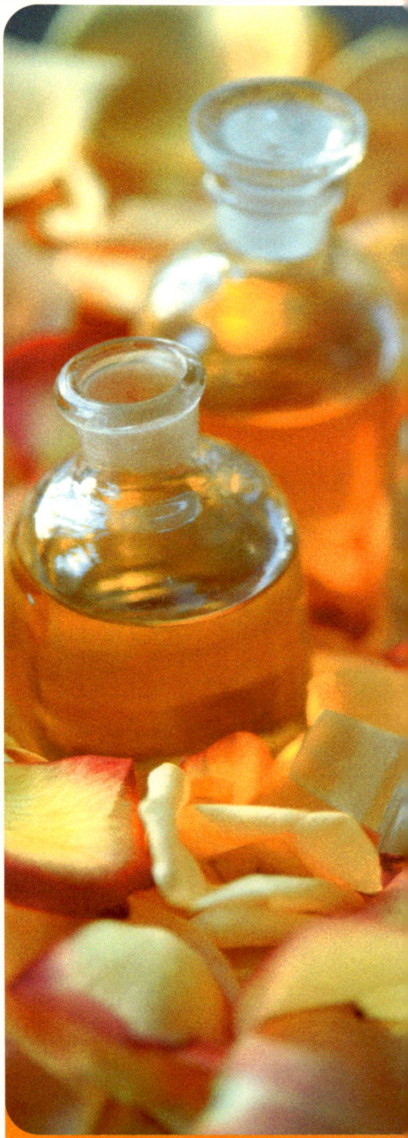

Erotik durch die Fingerspitzen

Massage ist eine wunderbare Art, einander körperlich nahe zu sein. Die Liebesenergie strömt durch die Hände in den Partner über. Was zählt, sind sexuelle Zuneigung, Spontaneität, Gespür und Neugierde. Wenn Sie dann noch die wichtigsten Massagegriffe kennen und ein sinnliches Ambiente schaffen, kann der Genuss beginnen.

Genuss von Kopf bis Fuß

Sexuelle Stimulierungspunkte

Wären wir alleine auf die westliche Sichtweise und wissenschaftlichen Erkenntnisse angewiesen, würden sich die sexuellen Stimulierungspunkte auf Klitoris und Brustwarzen bei der Frau und auf den Penis beim Mann beschränken und das Kapitel wäre im Nu beendet. Ganz anders die östliche Weltsicht, die auch bei uns durch Akupunktur, Kampfkünste und Meditation mehr und mehr verbreitet wird. Hier finden wir einen reichen Erfahrungsschatz, was Körperbewusstsein und sexuelle Stimulation betrifft.

Die Meridiane: alles im Fluss

Die östliche Medizin erkennt ein ganzes System von Energielinien an, die als Meridiane bezeichnet werden. In diesen fließt das Qi, eine Kraft, die normalerweise im Körper für Harmonie und Gleichgewicht sorgt. Ist das Qi jedoch durch Stress (→ Seite 8) gestört, kann die Lebensenergie nicht mehr fließen und der Mensch wird lustlos, müde, schließlich krank. Damit die Energie ungehindert fließen kann, hilft das Drücken oder Massieren bestimmter Punkte auf den Meridianen. Die Energiebahnen sind anatomisch nicht sichtbar. Nach der TCM, der traditionellen chinesischen Medizin, laufen sie auf der Körperrückseite nach unten, hingegen an der Vorderseite nach oben. Jeder Meridian ist einem bestimmten Organ oder einer besonderen Körperfunktion zugeordnet. Interessant für die erotische Massage ist, dass entlang dieser Energielinien von den Fußspitzen bis zum Kopf sexuelle Stimulierungspunkte liegen. Diese Punkte regen, wenn sie massiert werden, die sexuellen Organe und Hormondrüsen an, was die sexuelle Vitalität steigert.

Akupunktur, Akupressur und Shiatsu

In der daoistischen Tradition Chinas gilt ein ausgewogenes Verhältnis von Yin und Yang, also weiblicher und männlicher Energie (→ Seite 15), als Grundlage für Gesundheit, Wohlbefinden und sexuelle Lust. Um für ein gesundes Gleichgewicht von Körper, Seele und Geist zu sorgen, bedient man sich deshalb der rund 5000 Jahre alten Methoden Akupressur und Akupunktur. In der Akupunktur werden die Hunderte von Energiepunkten an der Körperoberfläche mit Nadeln gereizt. Um diese Technik ausüben zu können, bedarf es einer genauen Kenntnis der Energiepunkte und einer speziellen Ausbildung. Die Anwendung der Akupressur ist leichter zu erlernen. Hier werden die Energiepunkte mit dem Daumen – je nach Wirkung, die erzielt werden soll – wenige Sekunden bis mehrere Minuten lang sanft oder kräftiger gedrückt. In der erotischen Partnermassage stimulieren und massieren wir nicht nur einzelne Energiepunkte, sondern auch ihre Umgebung, und kommen damit dem Shiatsu nahe. Diese japanische Massageform regt ebenfalls den Harmoniefluss an. Dazu werden nicht nur einzelne Druckpunkte stimuliert, sondern die Meridiane in ihrem gesamten Verlauf massiert.

Die wichtigsten Energiebahnen

Für ein gesundes Funktionieren der Geschlechtsorgane sind die beiden wichtigsten Meridiane der „Governor“ und das „Konzeptionsgefäß“. Beide umspannen den ganzen Körper. Der Governor beginnt am Steißbein und geht die Wirbelsäule hinauf über die Schädeldecke bis hin zur Mitte der Oberlippe. Das Konzeptionsgefäß beginnt am Perineum, ein Punkt auf halber Strecke zwischen dem Anus und den Genitalien und geht an den Geschlechtstei-

len, dem Nabel, der Brustmitte vorbei den Hals hinauf bis zur Mitte des unteren Rands der Unterlippe. Es gibt viele Punkte entlang dieser beiden Meridiane, die, wenn man sie stimuliert, eine positive Auswirkung auf die Sexualfunktion haben.
Erwiesen ist, dass an den Reizpunkten entlang der Meridianlinien eine besonders energetische Ladung herrscht. So ist die elektrische Leitfähigkeit der Haut an den Behandlungspunkten größer als in deren weiterer Umgebung.

Erregende Reise über den Körper

Sämtliche genannten Punkte und Zonen, die im Folgenden bei Mann und Frau vorgestellt werden, wirken besonders sexuell stimulierend. Sie können an diesen sensiblen Punkten und in ihrer Umgebung so oft anhalten, wie Sie wollen, müssen sich aber nicht ständig darauf konzentrieren. Stellen Sie sich diese Punkte einfach als anregende Zwischenstopps vor.

Die einzelnen Zonen und Punkte beim Mann

- Zwischen Schambein und Nabel, etwa 4 Fingerbreit unterhalb des Nabels, am Nabel selber und 10 cm unterhalb des Nabels, am oberen Ende des Schambeins, liegt eine starke erotisierende Energie. Diese drei Punkte sollten Sie beim Massieren als eine Einheit behandeln.
- Auf der Vorderseite am unteren Ende des Schambeins, zu beiden Seiten der Peniswurzel und auf der Rückseite etwa 5 cm über dem Steißbein, zu beiden Seiten der Gesäßfalte, liegen die Stimulationspunkte für Prostata und Testosteronausschüttung.
- Ein besonderer Zauberpunkt für sexuelle Stimulierung liegt auf der Rückseite in Höhe des Nabels.
- Die Zone der Brustwarzen und die parallel verlaufenden Punkte und die Zone vom Brustansatz nach oben stimulieren die sexuelle Erregbarkeit.
- Eine besonders stimulierende Zone und entsprechende Punkte liegen im Leistenbereich.
- Vom Beinansatz bis zur Spitze der Kniescheibe an der Innenseite der Oberschenkel befindet sich eine äußerst sensible und sexuell stimulierende Zone.
- Auf der Mitte des Kopfes am Schädeldach, im Bereich des Nackens in der Mitte der Schädelbasis sowie oberhalb der Oberlippe und in der Mitte des unteren Rands der Unterlippe befindet sich je ein sexueller Stimulationspunkt.

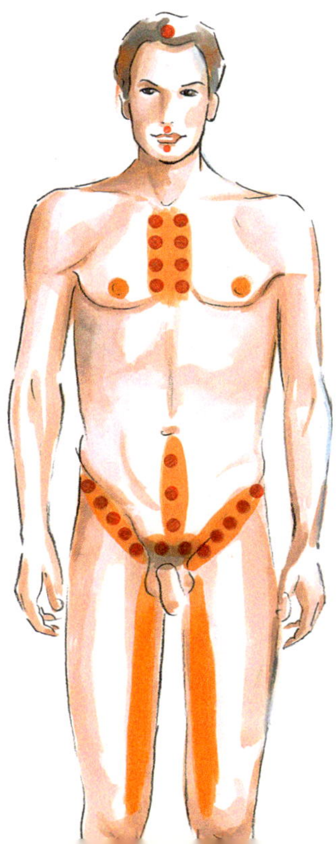

Sexuell stimulierende Punkte und Zonen auf dem Vorderkörper des Mannes

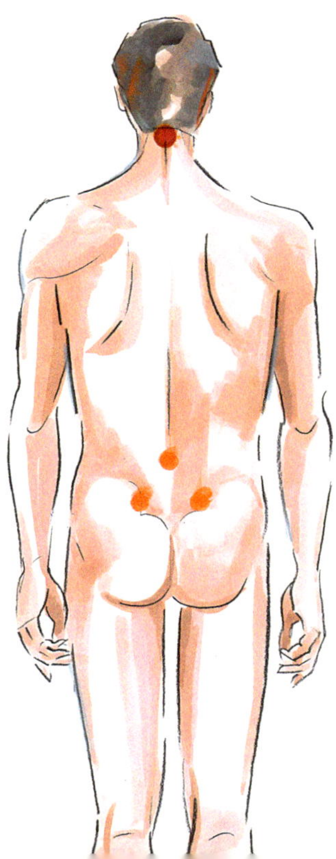

Die wichtigsten Zonen und Punkte auf der Rückseite des Mannes

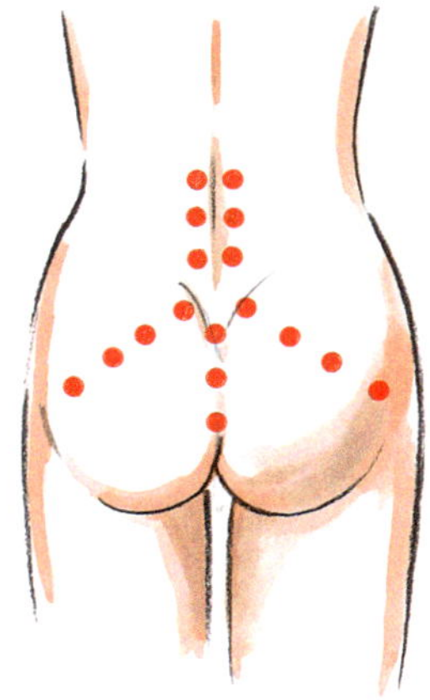

Diese Punkte im Lendenwirbelbereich, beim Gesäß und am Steißbein gelten besonders in der Shiatsu-Massage bei Mann und Frau als sexuell anregend

Zonen und Stimulierungspunkte bei der Frau

Einige Stimulierungspunkte und Zonen unterscheiden sich etwas zum Mann.

➤ Etwa 5 cm oberhalb des Schambeins sitzt ein energetischer Punkt, der die Sexualenergie fördert und die Vagina stärkt.

➤ Ein energetischer Punkt etwa 5 cm oberhalb der Gesäßfalte auf dem Rücken steigert das weibliche Sexualempfinden deutlich.

➤ Auf beiden Seiten des Beinansatzes an der oberen Schamhaargrenze (was von Frau zu Frau leicht variieren kann), befinden sich Energiepunkte, die Eierstöcke und Uterus stimulieren.

➤ Weiter liegen besonders stimulierende Punkte und Zonen im Leistenbereich, wie beim Mann.

➤ Verschiedene Energiepunkte und Zonen verlaufen entlang des Konzeptionsgefäßes in der Körpermitte bis zum Brustbein und haben eine sexuell stärkende Funktion.

➤ Die Zone der Brustwarzen und die parallel verlaufenden Punkte sowie die Zone vom Brustansatz nach oben stimulieren die sexuelle Erregbarkeit.

➤ Einen besonders erogenen und sensiblen Bereich gibt es auf der Rückseite zu beiden Seiten der Wirbelsäule in Höhe der Gesäßfalte bis über die Taille hinaus.

➤ Die Stimulationspunkte an den Innenseiten der Oberschenkel und an Gesicht und Kopf sind wieder mit denen des Mannes identisch.

Grundtechniken der erotischen Massage

Die eben beschriebenen sexuellen Stimulierungspunkte können unterschiedlich angeregt werden, und zwar mit Streichungen, Effleuragegriffen, mit Reiben, Kneten und Druck. Wobei eine erotische

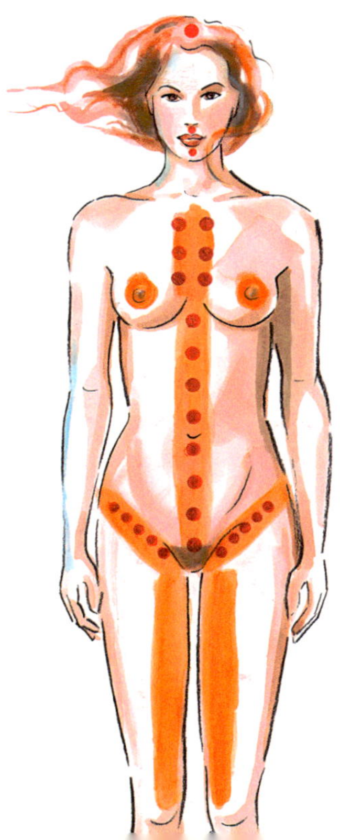

Sexuell stimulierende Punkte und Zonen auf dem Vorderkörper der Frau

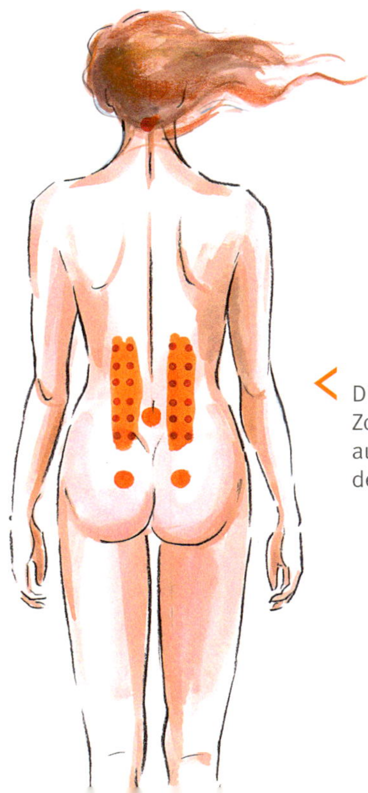

Die wichtigsten Zonen und Punkte auf der Rückseite der Frau

Massage natürlich nicht nur aus der Stimulierung dieser Punkte besteht. Die folgenden Grundgriffe sind wichtige Bestandteile einer Partnermassage.

Streichungen

Diese sanfte erste Berührung kann fast mit einem zärtlichen Gleiten verglichen werden. Streichungen sind der Effleurage (→ Seite 34) sehr ähnlich und können als deren „Vorläufer“ bezeichnet werden. Als bestes Übungsfeld bieten sich die Oberschenkel und der Rücken an. Der Rücken ist vielleicht für den Einstieg am besten geeignet, denn er ist derjenige Körperteil, der für einen Massageneuling am unproblematischsten zu behandeln ist. Er darf sanft gestreichelt werden, verträgt es aber auch, wenn er stärker geknetet wird (→ Seite 44). Er ist sexuell auch nicht so relevant wie die Vorderseite, wo die Berührung von Brüsten und Genitalien beim ersten Mal eine gewisse Scheu auslösen kann. Der Po wird bei der erotischen Rückenmassage immer mit einbezogen. Probieren Sie es gegenseitig ohne, und Sie werden feststellen, es fühlt sich unvollständig an. Denn dieser Bereich zählt zu den sinnlichsten Zonen am Rücken, und Griffe dort lösen wohlige Schauer in Brust, Kopf und Genitalien aus.

Streichungen, die in lang gezogenes Gleiten übergehen

- Setzen Sie sich auf die rechte Seite Ihres Partners und legen Sie beide Hände parallel nebeneinander auf seine linke Pobacke.
- Streichen Sie mit beiden Händen abwechselnd sanft ziehend, eine Hand folgt der nächsten, von der Außenseite bis zur Körpermitte, zur Pofalte hin.
- Wandern Sie weiter nach oben bis zu den Schultern in sanften, langsamen und immer großzügiger werdenden, streichenden Bewegungen. Es ist fast wie ein Fließen über den Rücken (→ Foto).
- Wiederholen Sie dies auf der anderen Seite mit langsamen, zärtlichen Strichen.

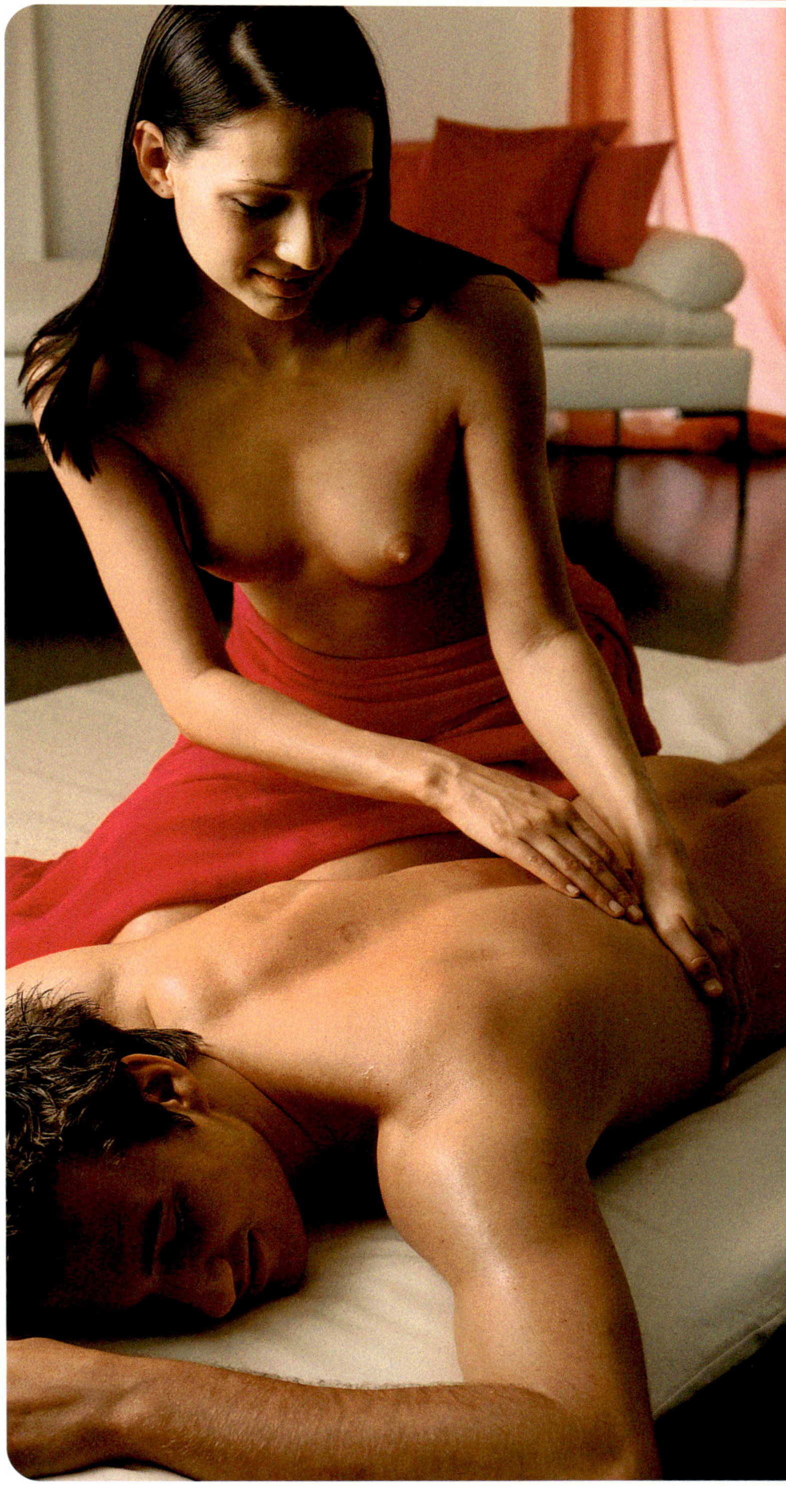

Streichungen: Hier folgt eine Hand der anderen in langsamen, sanften und großzügiger werdenden Bewegungen. Es ist wie ein sinnliches Fließen über den Rücken

➤ Fragen Sie Ihren Partner, wie stark der Druck sein soll. Möchte er es kräftiger haben, müssen Sie nur den Oberkörper leicht vorbeugen, so üben Ihre Hände automatisch mehr Druck aus.

Streichen, ins Kreisen übergehend

➤ Legen Sie je eine Hand flach auf die linke und rechte Schulter Ihres Partners.

➤ Lassen Sie in sanften bis allmählich festeren kreisenden Bewegungen die Hände nach außen gleiten. Immer wieder von der Rückenmitte weg. 1

Das Gleiten

➤ Legen Sie Ihre Hände rechts und links der Wirbelsäule flach auf den unteren Ansatz des Rückgrats; die Fingerspitzen weisen in Richtung Kopf.

➤ Lassen Sie beide Hände entlang der Wirbelsäule über die Muskelstränge nach oben gleiten und vollziehen Sie diese Bewegung langsam und bewusst aus Ihrer Körpermitte heraus. 2

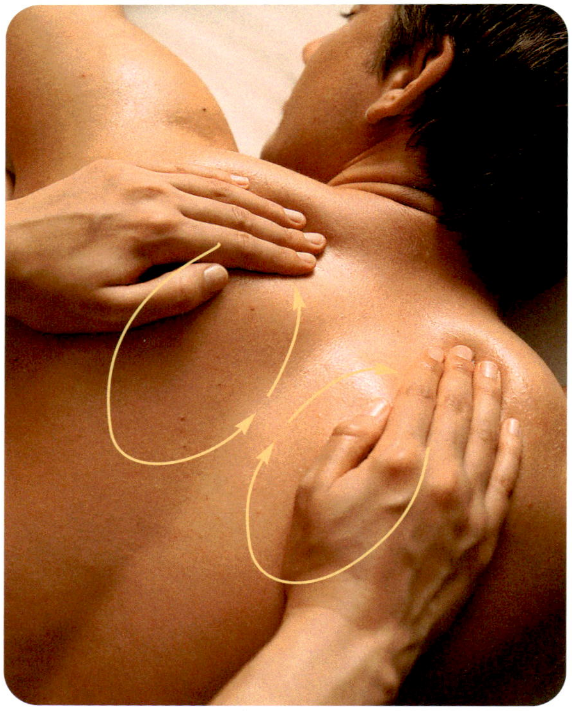

1 Kreisende Bewegungen der Hände von der Körpermitte weg

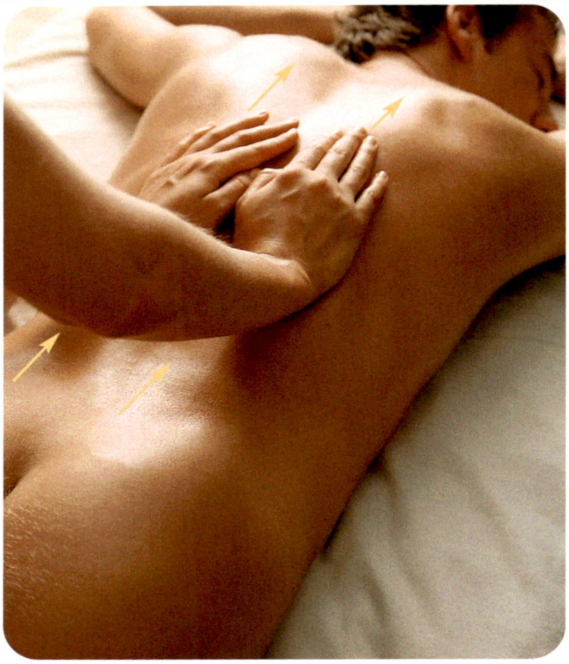

2 Beide Hände gleiten die Muskelstränge am Rücken entlang

➤ Achten Sie dabei immer auf die Signale Ihres Partners, seinen Atem oder sein Stöhnen. Spüren Sie nach oder fragen Sie ihn, wie es ihm gefällt. Je nachdem variieren Sie den Druck.

Die Effleurage

Diese speziellen Streichbewegungen sind mehr oder weniger Grundbewegungen jeder erotischen und sinnlichen Massage. Die Effleurage entspannt verkrampfte, zusammengezogene oder überbeanspruchte Muskeln. Je nach Druck, den man anwendet, kann die Wirkung auf die Nervenenden an der Hautoberfläche beruhigend oder stimulierend sein. Gleichzeitig wärmt und entspannt das sanfte Streichen die entsprechenden Muskeln vor einer kräftigeren Massage. Grundsätzlich sind sich Effleurage und Streichungen sehr ähnlich. In beiden Fällen geht es um ein sanftes Gleiten über den Körper. Bei den Streichungen sind die Bewegungen jedoch eher langsam und sinnlicher. Die Effleuragegriffe dagegen sind tendenziell rhythmischer, die Striche eher

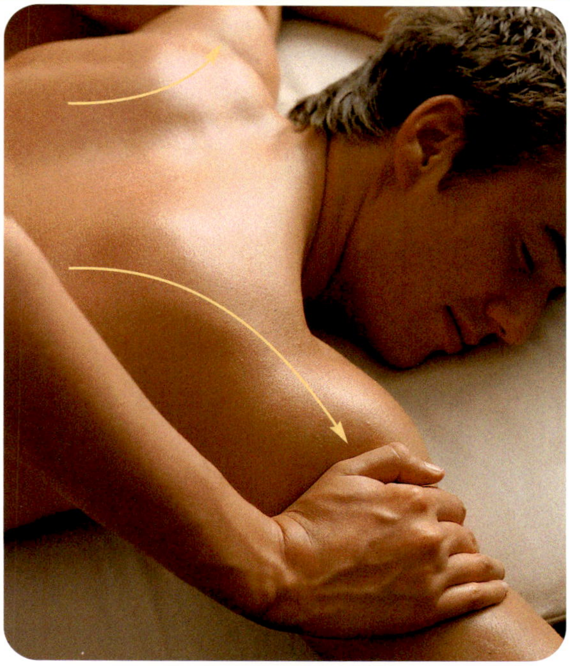

3 Sanft ausstreichen, von der Schulterpartie zum Arm hin

kürzer. Sie können die Effleurage an den Armen, Oberschenkeln oder am Rücken ausprobieren.

Die Effleurage mit der flachen Hand

➤ Sie knien neben Ihrem Partner und streichen mit beiden Händen vom Lendenwirbelbereich über den Rücken nach oben.

➤ Die Fingerspitzen zeigen dabei zum Kopf, die Bewegungen sind sanft gleitend.

➤ Üben Sie dabei mit den flachen Händen gleichmäßigen Druck aus.

➤ Ihre Hände passen sich sanft den Konturen der Muskeln an.

➤ Dann streichen sie über beide Schultern hinweg gleichzeitig nach außen über die Arme. (3) Die Bewegung ist sanft fließend, wie eine Welle geht sie über die Schulterpartie zum Arm über.

Die Effleurage mit gewölbter Hand

Diese Griffe werden vor allem an den Armen oder wie im folgenden Beispiel an den Beinen ausgeführt.

➤ Setzen Sie sich zwischen oder neben die Beine Ihres Partners.

➤ Legen Sie die Hände hintereinander versetzt auf den rechten Unterschenkel, knapp oberhalb des Knöchels.

➤ Ziehen Sie mit sanftem Druck, eine Hand der anderen folgend, vom Fußknöchel über die Wade bis in die Kniekehle hoch. (4)

➤ Fragen Sie nach, ob Ihr Partner den Druck als angenehm empfindet.

➤ Von der Kniekehle aus bis zum Po verstärken Sie allmählich ganz leicht den Druck.

➤ Fahren Sie zum Abschluss mit hintereinander liegenden Händen noch mal mit stärkerem Druck vom Fußknöchel nach oben. (5)

Reiben und Druck: Petrissage

Diese Griffe sind tiefer und fester, werden aber langsamer ausgeführt. Reiben oder Petrissage wird vor allem mit den Handballen ausgeführt. So wird die Durchblutung angeregt, was wiederum die Genitalien stimulieren kann.

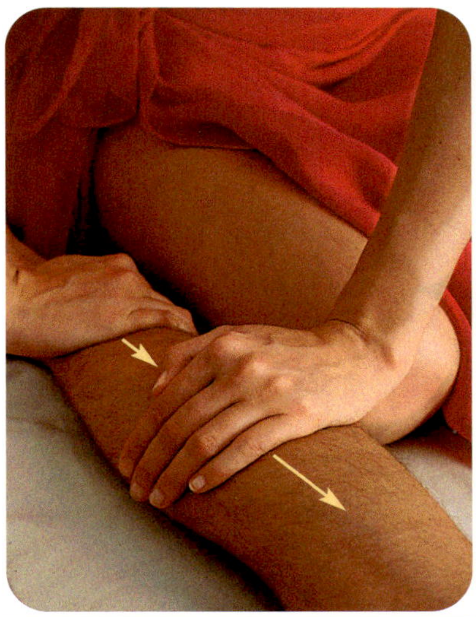

4 Effleurage: mit gewölbter Hand zum Knie hin streichen

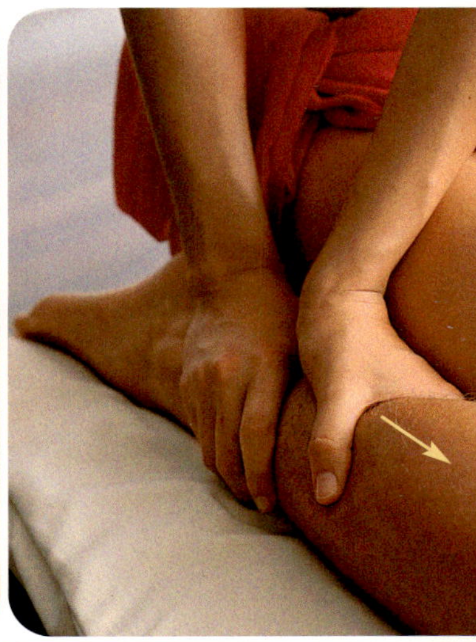

5 Mit stärkerem Druck nach oben fahren

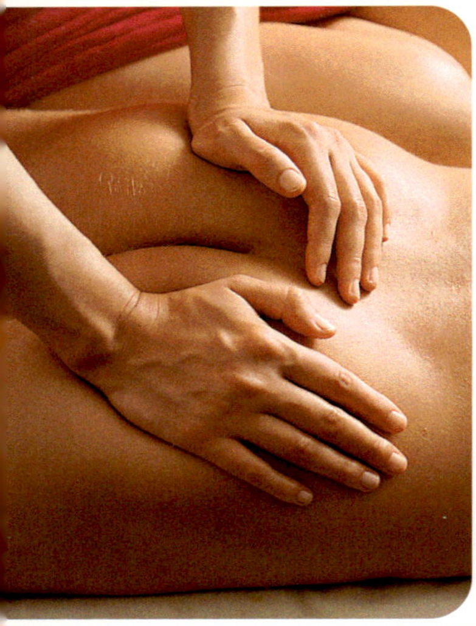

1 Mit den Handballen über die Muskeln streichen

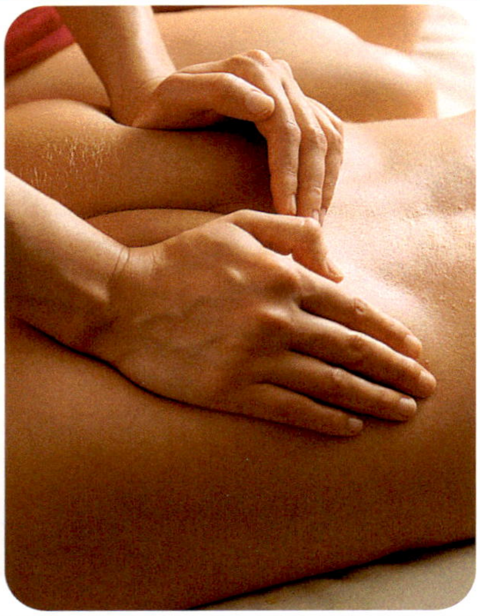

2 Drücken und Reiben der Muskelpartien

➤ Streichen Sie mit den Handballen mehrere Male direkt über die Muskelpartien von Po, Rücken oder Oberschenkeln. ❶
➤ Vertiefen Sie die angenehme Wirkung durch Drücken und Reiben der jeweiligen Muskelpartien. ❷
➤ Fragen Sie Ihren Partner, wie stark der Druck sein darf, und spielen Sie etwas mit der Druckstärke.

Kneten

Dieser Massagegriff eignet sich für alle muskulösen, fleischigen Partien, also Po, Rücken, dabei speziell Taille und Schultern. Das Bild vom Teigkneten entspricht ihm am besten. Dieser tiefere Griff baut Verspannungen ab und schafft Raum für Lust.
➤ Setzen Sie sich auf Taillenhöhe auf die rechte Seite Ihres Partners.
➤ Strecken Sie sich über seinen Körper hinüber und legen Sie beide Hände auf seine linke Hüfte und dann weiter Richtung Taille. ❸
➤ Kneten Sie das weiche Fleisch der Muskelpartie sanft zwischen Finger und Daumen. ❹
➤ Vergewissern Sie sich, dass der Druck nicht zu stark oder gar unangenehm wird.
➤ Wechseln Sie dann auf die andere Seite und wiederholen Sie die Griffe.

Die liegende Acht

Diese Massagetechnik ist ein wunderbarer Abschluss nach dem Kneten, denn sie erzeugt auf den muskulösen Körperpartien ein Gefühl von erregenden Wellenbewegungen.
➤ Beschreiben Sie mit nahe auf dem Rücken beieinander liegenden Händen Kreise.
➤ Dabei kreist die eine Hand im Uhrzeigersinn, die andere Hand in entgegengesetzter Richtung.
➤ An den Schnittpunkten überlappen sie sich, und so malen Sie liegende Achten auf den Rücken. ❺
➤ Fragen Sie Ihren Partner, wie es sich anfühlt.

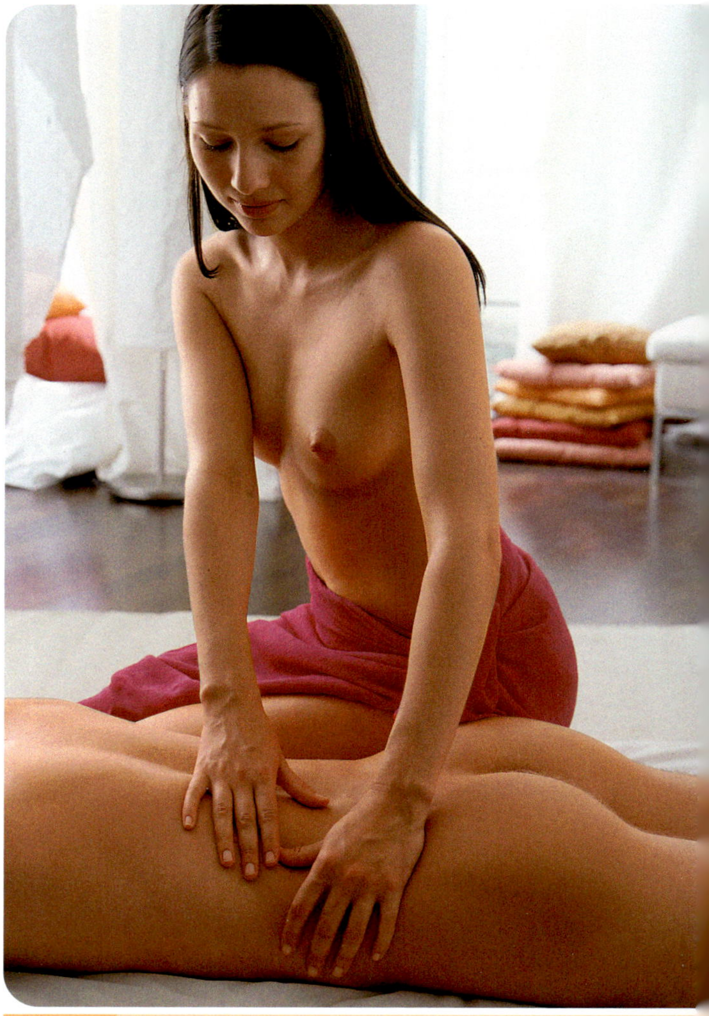

3 Legen Sie die Hände auf die gegenüberliegende Körperseite Ihres Partners

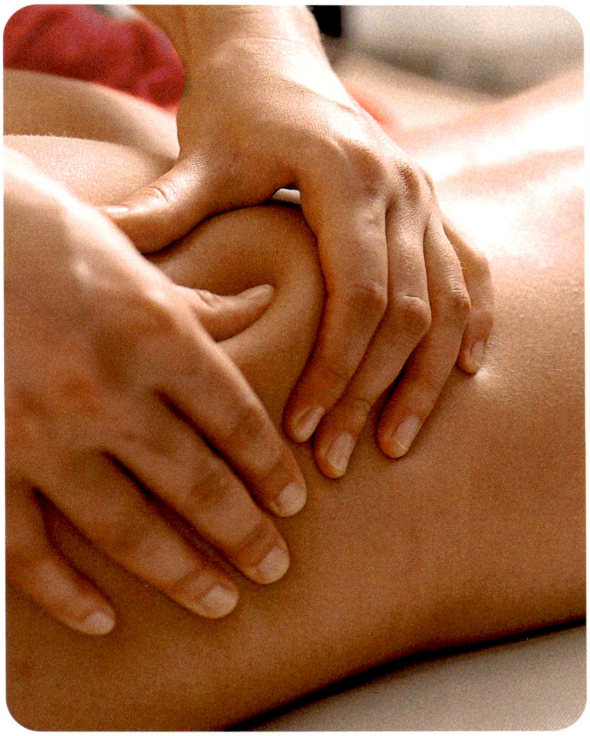

4 Sanftes Kneten der Muskelpartien an der Hüfte

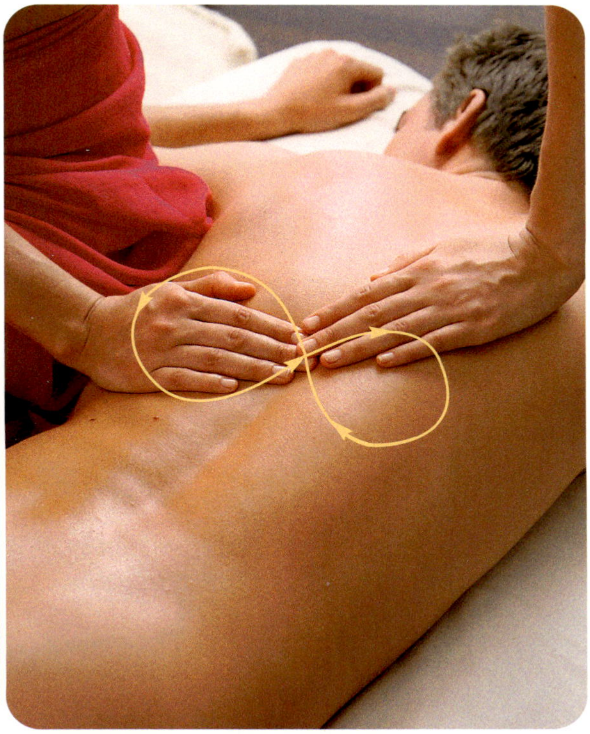

5 Liegende Achten mit den Handflächen auf den Rücken malen

Denn oft wird es so beschrieben, als wenn mehrere Hände den Rücken massieren würden.

➤ Vergessen Sie den Po nicht, das ist der sinnlichste Bereich der Rückseite.

Ausprobieren, variieren ...

Die oben genannten Grundgriffe finden Sie alle in den ab Seite 40 folgenden ausführlichen Massagen wieder. Die Anleitungen zu den einzelnen Massagen haben sich zwar bewährt, aber Sie können beim Massieren trotzdem immer noch Griffe variieren und Neues ausprobieren. Wie drückte es der große Casanova in seinen Memoiren aus? „Die Liebe besteht zu dreiviertel aus Neugier." Mit dieser Haltung können Sie Berührung in Liebe und Leidenschaft entdecken.

Massagetabus

MASSIEREN SIE NIEMALS BEI:

- Grippe oder Fieber
- Gelenk- und Hautentzündungen
- Bandscheibenvorfall oder starken Rückenproblemen
- Offenen Wunden, Blutergüssen und Hautkrankheiten
- Krebs
- Verstauchung
- Krampfadern und Thromboseneigung
- Schwangerschaft (gilt für die ersten drei Monate)

Sinnliche Partnermassagen

Bevor Sie beginnen

Nach dem Sie nun die elementaren Massagegriffe wie Streichen, Kneten, Kreisen kennen gelernt haben, steht einer ausführlicheren sinnlichen Massage nichts mehr im Wege. Wenn Sie dabei an die wichtigen „Grundregeln“ denken, wird es garantiert ein Hochgenuss.

➤ Wärmen Sie den Raum gut vor.

➤ Sorgen Sie dafür, dass Sie ungestört sind, also Telefon und Handy abstellen.

➤ Legen Sie Öle und Handtücher in Reichweite.

➤ Halten Sie Kissen und Decken in ausreichender Zahl bereit.

➤ Achten Sie beim Massieren auf Körperkontakt, das heißt, eine Hand sollte immer auf der Haut liegen bleiben, wenn Sie die Grifftechnik ändern.

➤ Massieren Sie in rhythmischen, langsamen und harmonischen Bewegungen, so dass sich der Partner fallen lassen und entspannen kann.

➤ Bauen Sie in die Massagen ruhig so viele Zärtlichkeiten ein, wie Sie wollen. Vielleicht verwöhnen Sie Ihren Partner statt mit den Händen auch mal

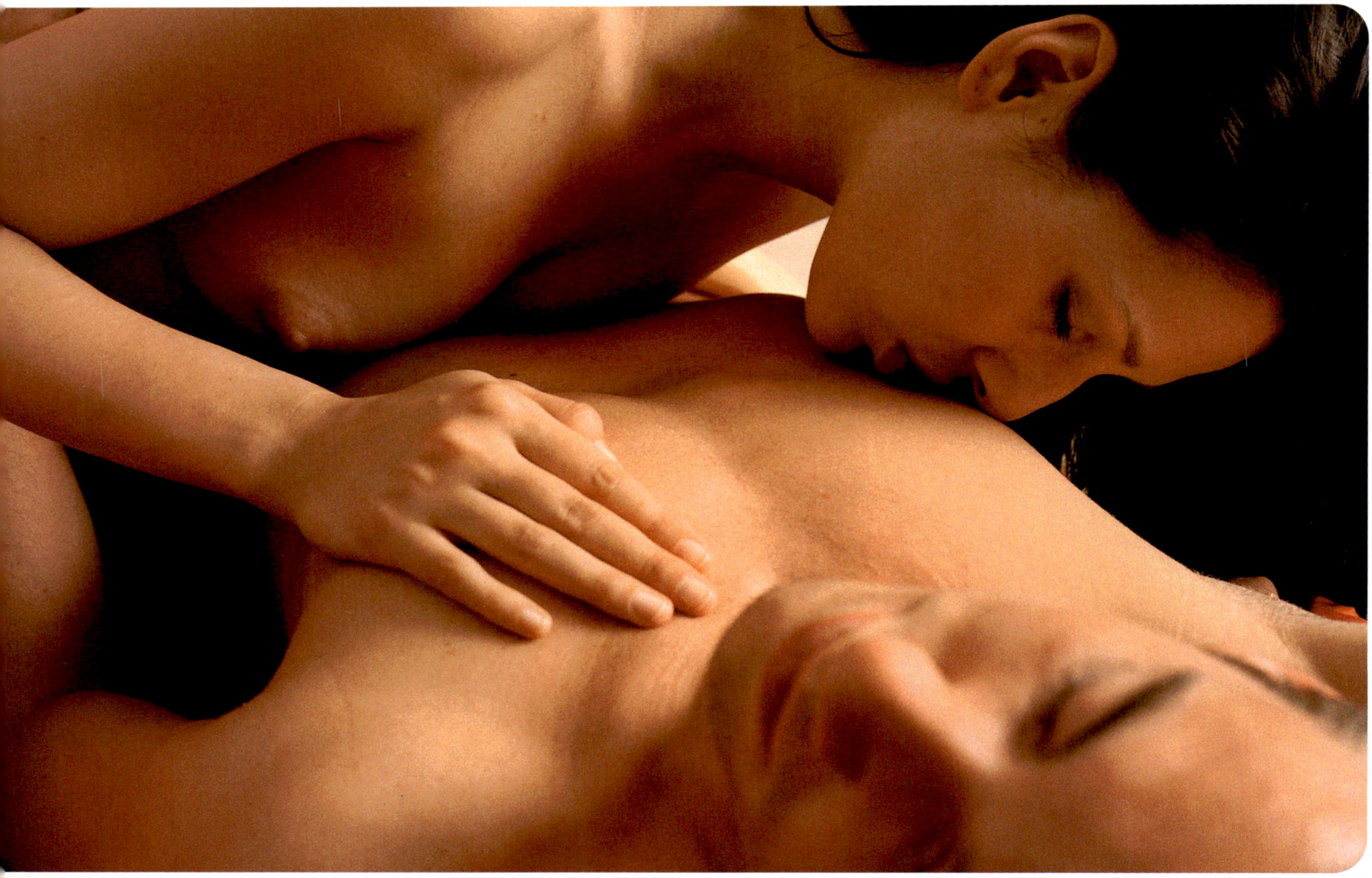

1 Verwöhnen Sie Ihren Partner während der Massage zwischendurch mit den Lippen oder der Zunge

mit Ihren Haaren, den Lippen, der Zunge ...? ❶
Das gibt einen ganz besonderen erotischen „Kick“.
➤ Ermuntern Sie den Partner, Wünsche und Bedürfnisse auszudrücken.
➤ Achten Sie auf nicht-verbale Signale Ihres Partners, und zerreden Sie erotische Stimmungen nicht.
➤ Wechseln Sie sich beim Verwöhnen ab – alle Massagen sind für beide Geschlechter ein Genuss.

Gut ist, was gut tut

Bei den ersten Malen, wenn Paare die folgenden Massagen durchführen, ist oft noch eine gewisse Scheu vor dem eigenen Körper oder vor dem Körper des Partners vorhanden. Selten fasst man sich doch so bewusst und ausführlich überall an wie bei der erotischen Massage. Vielleicht hat man auch Angst vor den Reaktionen des Partners, fragt sich „Mache ich es richtig?“, „Erregt es ihn/sie genug?“ Vielleicht denkt man auch „Hoffentlich bekommt er/sie nicht zu schnell einen Orgasmus und hat dann keine rechte Lust mehr auf weitere Experimente“. Lassen Sie einfach alles auf sich zukommen und versuchen Sie, nur zu fühlen und sich einzulassen. Sprechen Sie nach den Massagen offen darüber, wie Sie es beide erlebt haben, was Sie sich noch wünschen, welche Signale Sie sich schon währenddessen geben könnten (→ Seite 25), damit Sie die Berührungen auch wirklich beide genießen können. Auch Lachen ist erlaubt, besonders wenn Sie anfangs mit den Griffen noch nicht so vertraut sind. Es wirkt sehr befreiend und entspannend!

Der Höhepunkt: ein „Kann“, kein „Muss“

Obwohl die erotische Massage nicht gleich direkt auf einen Höhepunkt abzielt, kann er natürlich als angenehmer Nebeneffekt eintreten. Dann lassen Sie es, wenn Sie massiert werden, ohne Unbehagen geschehen. Wenn Sie selbst massieren, können Sie Ihrem Partner über mögliche Bedenken hinweghelfen, indem Sie ihm vor der Massage sagen, dass Sie sich einfach für ihn freuen würden, falls er einen Orgasmus bekommt.
Natürlich kann es genauso passieren, dass gar nichts passiert, Ihr Partner sich nur herrlich entspannt fühlt und sich überhaupt nichts „regt“. Lassen Sie sich davon nicht irritieren. Es ist immer Stimmungssache, wie eine erotische Massage sich entwickelt – setzen Sie sich also beide nicht unnötig unter Druck.

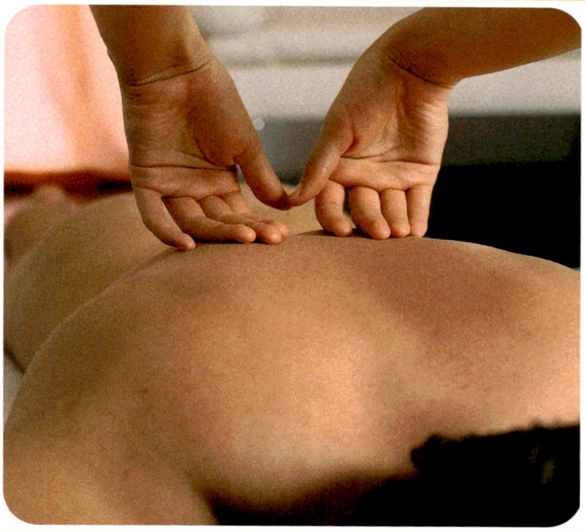

2 Energieableitender Strich, mit oder ohne Berührung

Ableitender Energiestrich

Ein kleiner Trick kann Ihnen helfen, das sensible Feld rund um den Orgasmus langsam zu sondieren. Wenn die Genitalien der Frau oder des Mannes stark stimuliert werden, aber Sie oder Er will noch nicht zum Höhepunkt kommen, kann der Massierende die Energie auf folgende Weise ableiten:
➤ Halten Sie Ihre Hände knapp über den Körper Ihres Partners , so dass Sie ihn kaum oder nur leicht berühren.
➤ Lassen Sie diese dann mit einer schnellen Bewegung – es erinnert an ein Luftkissenfahrzeug – über ihn hinweggleiten.
➤ Fegen Sie so die angesammelte Energie über die Hände, die Füße und den Kopf hinweg. ❷

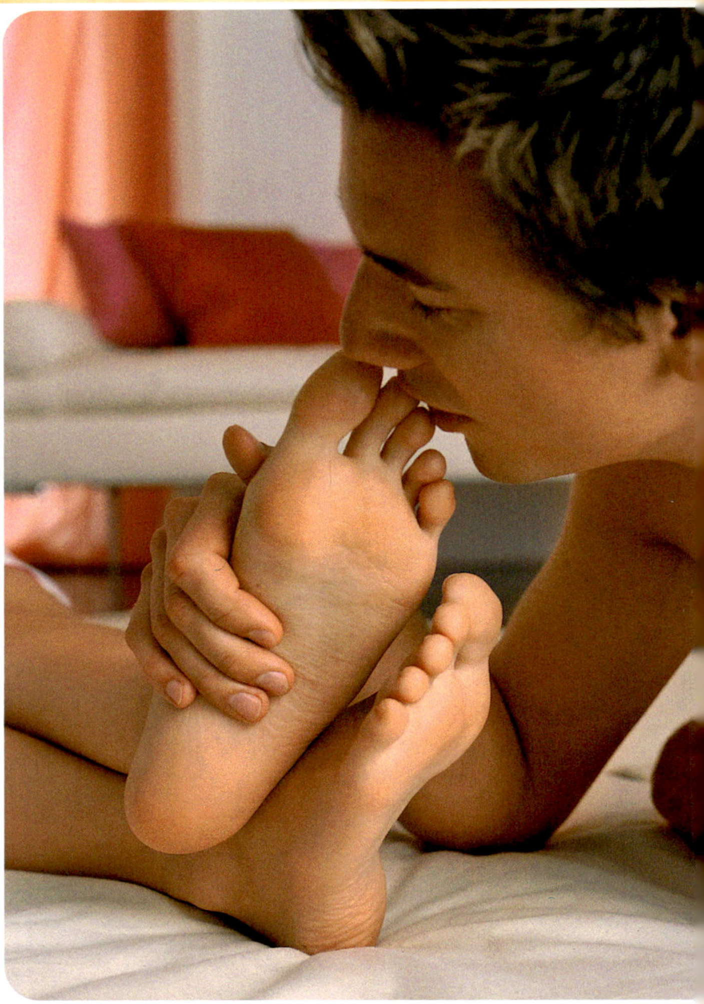

1 Liebkosen Sie Füße und Zehen auch mal zärtlich mit den Lippen

Die erotische Fußmassage

Die Massage der Beine und Füße ist immer ein wundervoller Einstieg in eine Partnermassage, sie eignet sich aber auch hervorragend als Abschluss. An den Füßen befinden sich einige erogene Zonen, die sofort für Lustgewinn sorgen.

Die zarten Knöchel, die in die sanften Wölbungen der Füße übergehen, rufen geradezu nach Streicheleinheiten. Ihr Partner findet es bestimmt prickelnd und anregend, wenn Sie mit seinen Füßen und Zehen spielen, sie liebkosen und küssen. ❶

Eine erotisch-sinnliche Fußmassage ist entspannend und erregend zugleich. Sie kann regelrechte sinnliche Schauer über den Körper ziehen lassen und zu einer wahren Lustquelle werden.

Suchen Sie gemeinsam eine erotisierende Massageölmischung aus. Für die Füße eignet sich vor allem das sinnlich duftende Sandelholzöl in Mandelöl (→ Rezept Seite 57).

Erogene Fußzonen

Aus der Reflexzonenmassage kennt man bestimmte Bereiche an den Füßen, die den entsprechenden Körperorganen zugeordnet sind.

Auf den Innen- und Außenseiten der Fersen befinden sich die Reflexzonenpunkte für die Eierstöcke, für Hoden, Prostata sowie die weiblichen und männlichen Genitalien. ❷ Die ganze Zone von der Ferse bis hoch zum Fußknöchel ist Unterleibszone. Diese Zone mit sanften, liebevoll kreisenden Bewegungen zu massieren, hat eine anregende Wirkung. Es ist wohltuend und fühlt sich belebend und energetisierend an. Drei sexuelle Stimulierungspunkte befinden sich auf einer Linie: auf der Mitte der Fußsohle vom Ende der Ferse über die Fußwölbung zur mittleren Zehe hin. Der vierte Punkt liegt auf der Innenkante des Fußgewölbes. ❸ Sie können mit einer spiralförmigen Bewegung die Linie entlang massieren und den vierten Punkt zart umkreisen.

2

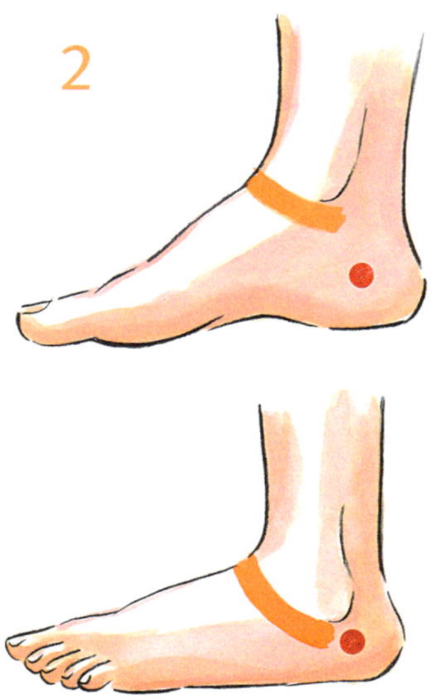

3

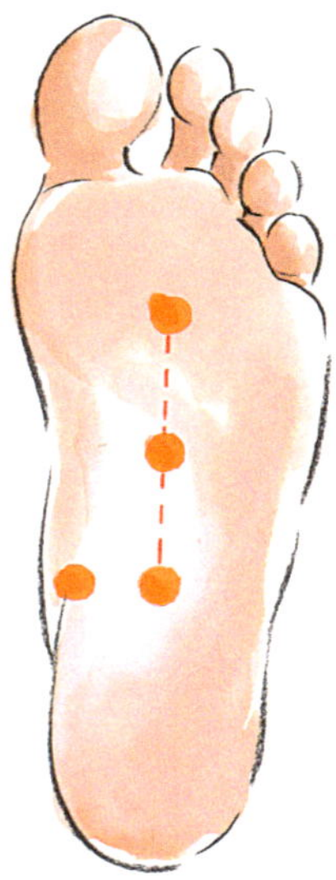

Lustquelle Füße

Im Folgenden habe ich die Fußmassage in drei Abschnitte aufgeteilt, damit Sie erst einmal ausprobieren können, ob Ihnen beiden dieser Bereich gefällt. Der erste Abschnitt ist in sich abgeschlossen, und deshalb können Sie es auch bei einem kurzen Spiel mit den Füßen belassen und sich dann neuen Zonen zuwenden. Sie können aber auch, wenn Sie Vergnügen daran haben, die gesamte Fußmassage vom Anfang bis zum Ende durchführen.

Sinnlicher Einstieg: So verwöhnen Sie Ihren Partner

➤ Stellen Sie sich das Öl, die Handtücher und Decken bereit.

➤ Ihr Partner liegt auf dem Rücken und ist je nach Temperatur und Lust ein wenig eingehüllt oder ganz nackt. Wichtig ist, dass Sie sich beide wohl fühlen.

➤ Legen Sie zu Beginn noch ein Kissen zwischen die Knie und die Unterlage.

➤ Setzen Sie sich an das Fußende Ihres Partners, und nehmen Sie beide Füße liebevoll in Ihre Hände.

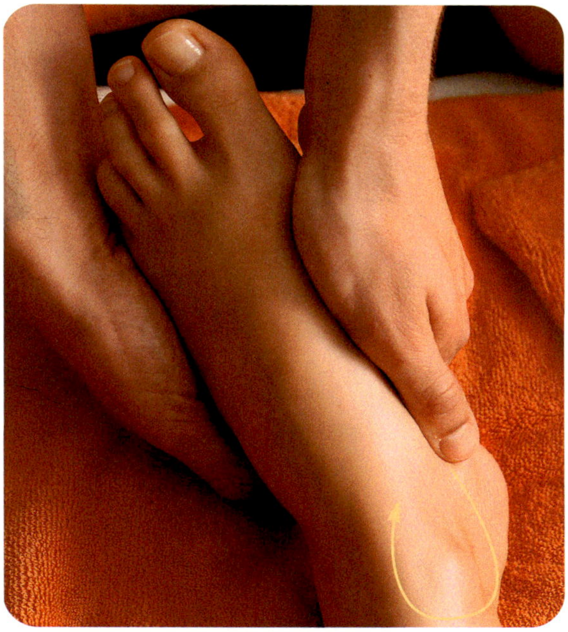

4 Kreisende Bewegungen mit den Daumen um Innen- und Außenknöchel

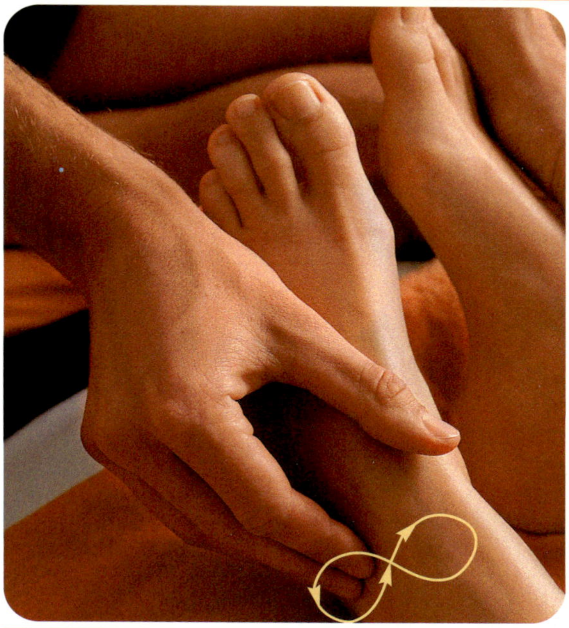

5 Liegenden Achten um beide Außenknöchel legen

➤ Verteilen Sie das Massageöl in Ihren Handinnenflächen, und wärmen Sie es an.

➤ Umfassen Sie nun den linken Fuß Ihres Partners, und kreisen Sie sanft mit den Daumen im Uhrzeigersinn um Innen- und Außenknöchel. ④

➤ Wiederholen Sie diese Bewegung mit dem rechten Fuß.

➤ Setzen Sie nun die Fingerspitzen der drei mittleren Finger jeder Hand auf die Außenseiten beider Fußgelenke.

➤ Umkreisen Sie die Knöchel, machen Sie fünf langsame Kreise in eine Richtung, danach fünf Kreise in die Gegenrichtung.

➤ Legen Sie mit den Fingerspitzen ganz langsam und ausgedehnt liegende Achten um die beiden Außenknöchelbereiche herum. ⑤

➤ Erkundigen Sie sich, ob die Druckstärke Ihrem Partner angenehm ist, und variieren Sie diese.

➤ Lassen Sie dann die Achten größer und kleiner werden, spielen Sie ein wenig.

➤ Geben Sie dem Partner einige Augenblicke Zeit, um die Energie zu spüren, die ihn durchströmt.

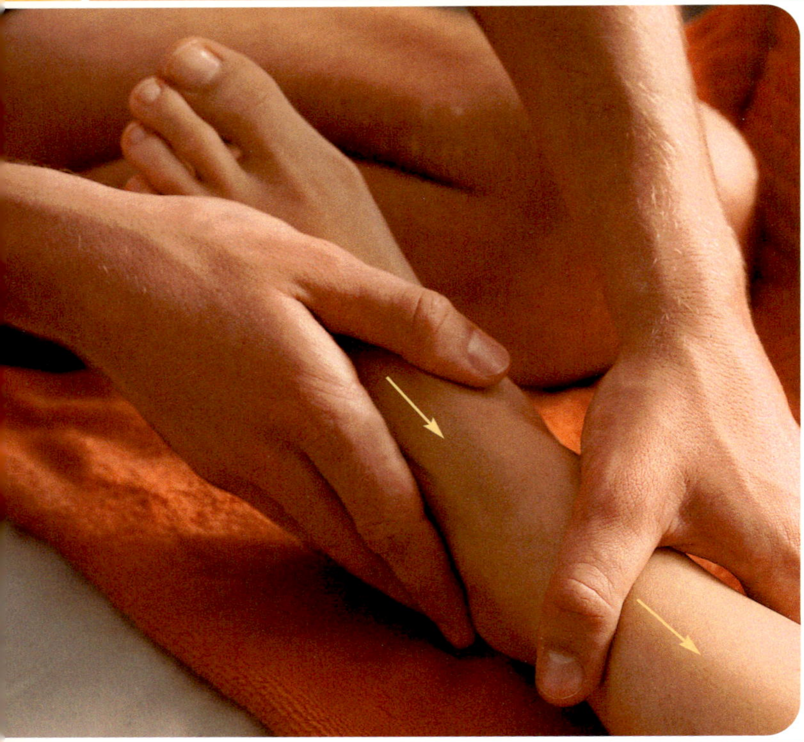

1 Mit beiden Händen von der Zehenspitze bis zum Unterschenkel gleiten

Lustvolles Vertiefen: So verwöhnen Sie Ihren Partner

Decken Sie zunächst den rechten Fuß zu, damit er schön warm bleibt, und widmen Sie sich mit beiden Händen erst dem linken Fuß.

➤ Nehmen Sie den Fuß Ihres Partners in beide Hände. Verteilen Sie das wohlriechende Öl jetzt auf dem Rist und der Fußsohle.

➤ Gleiten Sie mit möglichst breitflächig aufliegenden Händen von der Zehenspitze bis zum Unterschenkel. Eine Hand folgt der anderen. ❶

➤ Wiederholen Sie diese Bewegung mehrere Male im fließenden Wechsel.

➤ Nehmen Sie den Fuß zwischen beide Handflächen, und gleiten Sie mit den Händen in einem Strich zu den Zehenspitzen hinunter. Wiederholen Sie auch diese Bewegung einige Male. ❷

➤ Umfassen Sie dann den Fuß am Rist mit beiden Händen von oben her in der Mitte, und schieben Sie die Handballen langsam nach außen über den Fußrücken in Richtung Zehen. ❸

➤ Die Fingerspitzen der beiden Hände befinden sich auf der Unterseite der Sohle und laufen mit leichtem Druck mit.

➤ Wandern Sie dann mit diesem ausziehenden Griff wieder bis zum Fußgelenk zurück.

➤ Fragen Sie nach der Druckstärke, variieren Sie diese entsprechend, und wiederholen Sie den Griff ein paar Mal hintereinander.

➤ Ziehen Sie mit beiden Daumen über den Fußrist. In diesem Übergangsbereich zwischen Fuß und

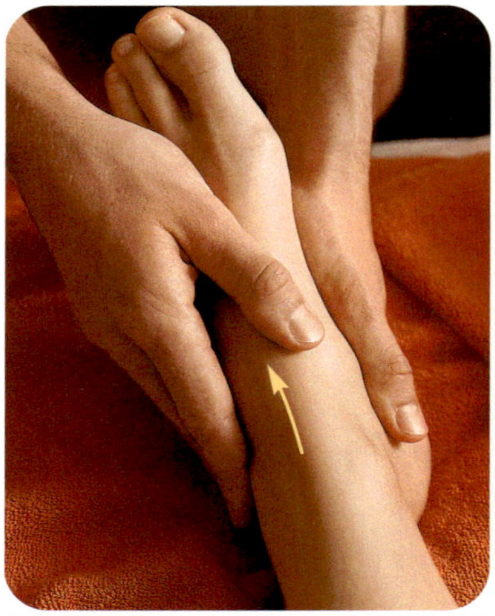

2 Vom Fußrist zu den Zehenspitzen gleiten

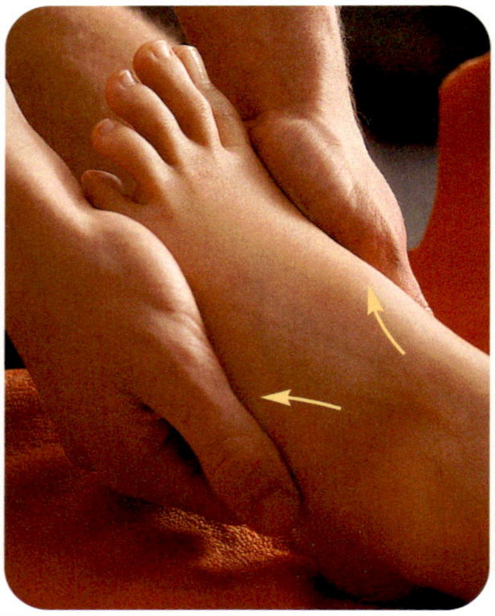

3 Handballen langsam nach außen schieben

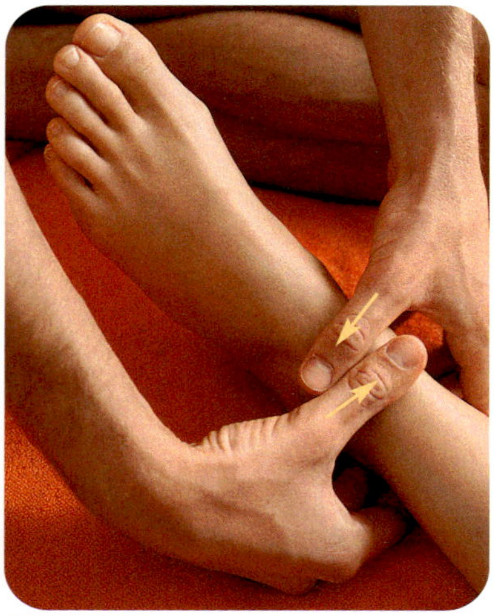

4 Mit beiden Daumen über den Fußrist ziehen

Bein befindet sich der Stimulationspunkt, der dem Leistenbereich zugeordnet ist. 4

➤ Verbinden Sie mit der liegenden Acht den Innenknöchel mit dem Außenknöchel.

➤ Umkreisen Sie wieder ganz sanft großflächig die Zonen um die Knöchel herum. 5

➤ Halten Sie nun den Fuß mit der linken Hand. Malen Sie mit dem Daumen der rechten Hand Kreise auf der Mitte der Fußsohle. Tun Sie das mit sanftem Druck, die zuvor genannten Stimulationspunkte (→ Seite 40) beziehen Sie etwas länger ein. 6

➤ Jetzt wenden Sie sich den Zehen zu und umkreisen jede einzelne Zehe mit Daumen, Zeige- und Mittelfinger. Liebkosen Sie die Zehen auch mit Küssen und zärtlichen Zungenstrichen.

➤ Decken Sie den linken Fuß zu, und wiederholen Sie die Massage mit dem rechten Fuß.

Entspannender Abschluss: So verwöhnen Sie Ihren Partner

➤ Decken Sie nun beide Füße auf, und tragen Sie danach wieder Öl auf beide Füße – Vorder- und Rückseite – auf.

➤ Gehen Sie an den Außenknöchelbereich zurück, und kreisen Sie wieder mit der liegenden Acht.

➤ Zum Schluss nehmen Sie beide Fersen in Ihre Hände, ziehen die Füße an den Fersen zu sich hin und schaukeln die Beine. Das ist eine sehr entspannende Bewegung. 7

➤ Zärtlich können Sie die Zehen Ihres Partners zum Abschluss küssen oder mit der Zunge die Konturen der Zehen nachfahren. Der Körper Ihres Partners erwidert diese Zärtlichkeiten mit wohligen Schauern bis in den Kopf- und Genitalbereich.

Abschluss oder Lust auf Mehr?

Die sinnliche Fußmassage kann für sich stehen, sie kann aber auch den Auftakt für weitere sinnlich-erotische Massagen bilden. Lust auf mehr ist nach den letzten Zärtlichkeiten bestimmt wachgeküsst.

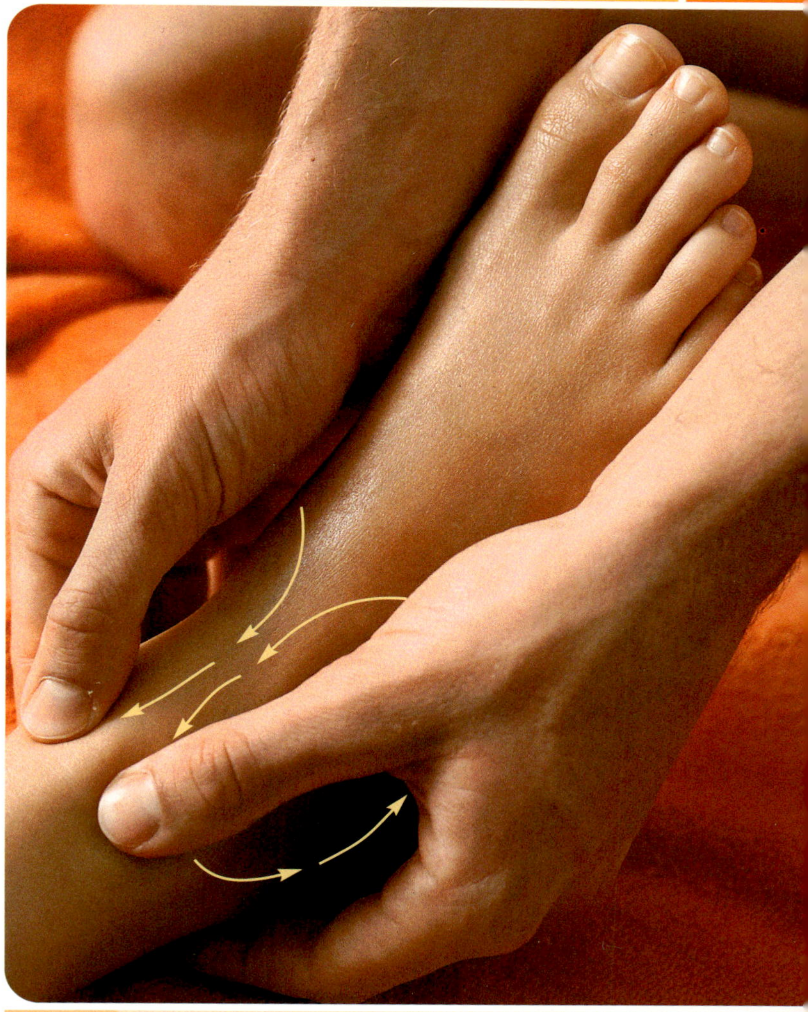

5 Umkreisen Sie großflächig die Innen- und Außenknöchel mit den Daumen

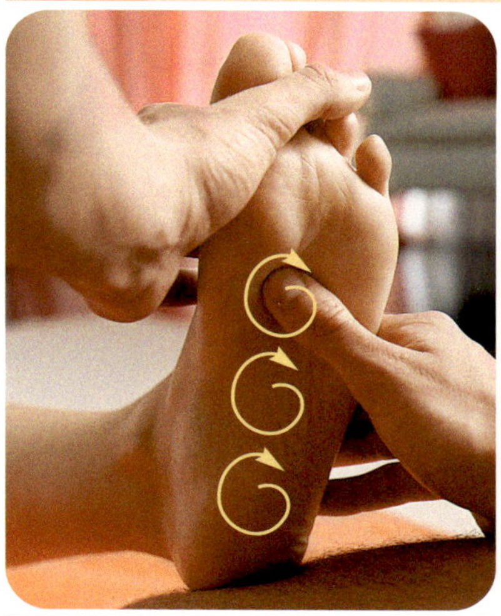

6 Kreise um die Stimulationspunkte malen

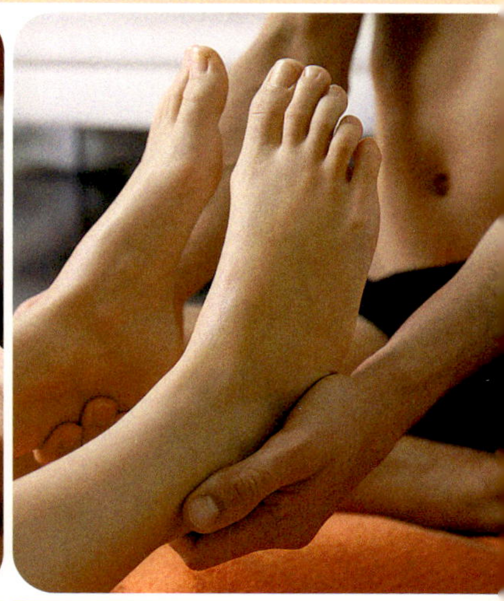

7 Fersen heranziehen und Füße schaukeln

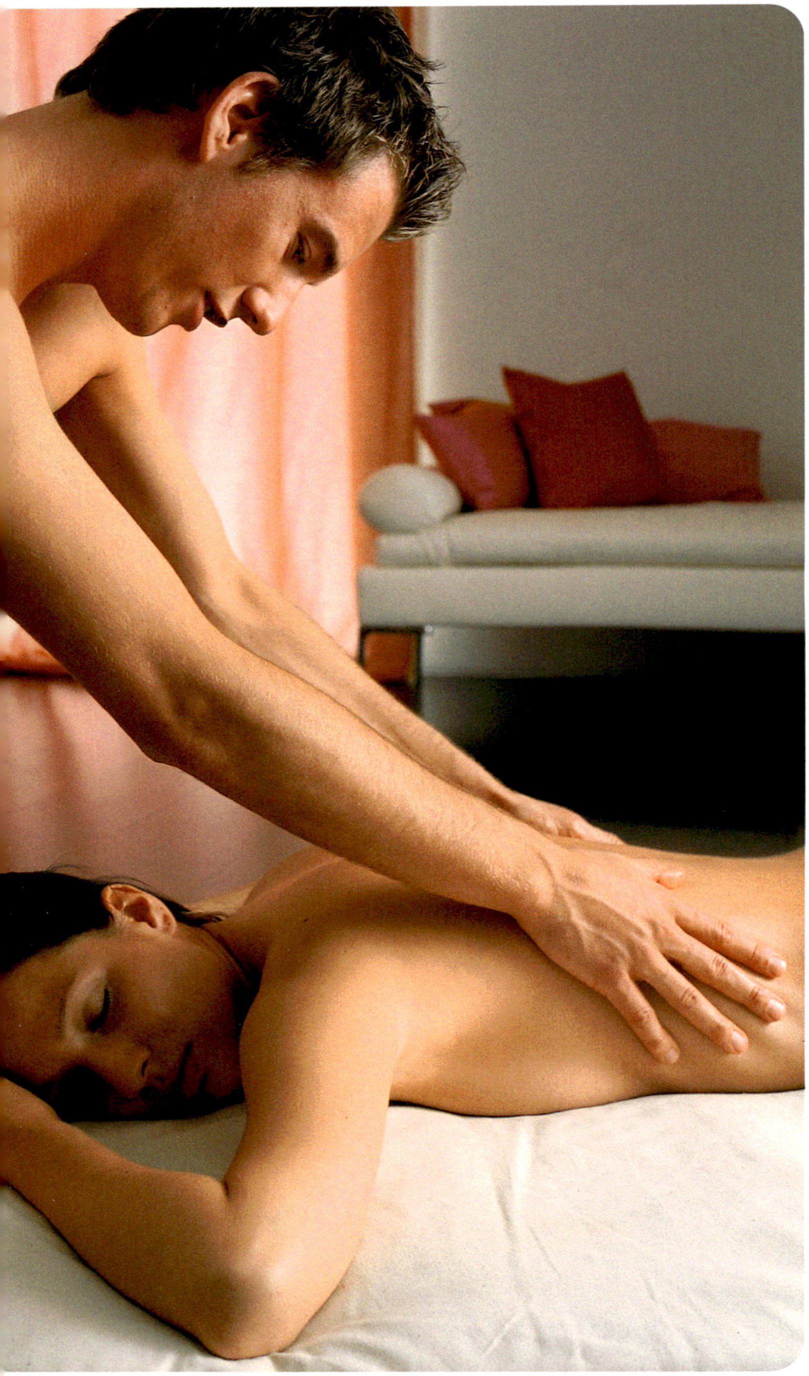

1 Die zuvor ausgesuchte Ölmischung verteilen Sie großzügig auf dem Rücken Ihres Partner

Rücken und tiefer Lendenbereich

Der Rücken ist ein wunderbares Übungsfeld auch „für Anfänger". Wenn Sie vielleicht noch etwas Scheu vor sinnlichen Berührungen am ganzen Körper haben, fühlen Sie sich hier bestimmt wunderbar aufgehoben. Sie liegen auf dem Bauch und können empfindsam genießen, was auf der Rückseite Ihres Körpers passiert. Auf dem Rücken erreichen Sie außerdem Nerven, die sich zu allen anderen Körperteilen hin auffächern. Und es gibt spezielle sinnliche Stimulationspunkte für Mann und Frau, die wenn sie zart gedrückt oder gestreichelt werden, besonderen Genuss bereiten (→ Seite 31, 32).

Vorbereitung aufs Vergnügen

Die erotisch-sinnliche Rückenmassage erfolgt anders als die klassische Massage vom Halsansatz zum Gesäß hin. Damit wirkt sie tendenziell eher anregend als entspannend. Wie bei allen erotischen Massagen gilt: Sie dürfen währenddessen variieren und ausprobieren. Aus den am Anfang des Kapitels einzeln genannten Grifftechniken (→ Seite 33 bis 37) können Sie sich also auch welche herausgreifen und so das Übungsfeld sinnlich auf- und ausbauen.
Für die Rückenmassage benötigen Sie einen besonders bequemen Massageplatz. Eine feste Unterlage ist hier wichtig, das Bett sollte nicht zu weich sein. Sonst bereiten Sie ein schönes Lager auf dem Fußboden mit Decken und guten Unterlagen vor. Die gemeinsam ausgesuchten sinnlichen Ölmischungen (→ Seite 57) sollten Sie großzügig und ergiebig auf dem Rücken auftragen und verteilen.

So verwöhnen Sie Ihren Partner

➤ Stellen Sie sich die sinnliche Ölmischung bereit, die Sie vorher ausgesucht haben.
➤ Legen Sie kleine Kissen oder Handtücher unter die Fußknöchel Ihres Partners sowie unter Brust und Stirn, damit er bequem und entspannt liegt.

➤ Legen Sie Ihrem Partner ein Handtuch, Leinen- oder Seidentuch bis knapp über die Pofalte.
➤ Sie knien oder stehen je nach Unterlage am Kopfende des Partners.
➤ Verreiben Sie die Ölmischung in beiden Händen, und streichen Sie in fließenden Bewegungen über den Rücken großzügig vom Halsansatz hinunter bis zum Gesäß. 1
➤ Folgen Sie den Rundungen in möglichst langsamen rhythmischen Streichbewegungen.
➤ Lassen Sie Ihre Hände am Anfang geschickt an der Nase Ihres Partners vorbeistreifen, sodass der Duft bereits ein tiefes Durchatmen auslöst und Stress abbaut. Auch Sie als Massierender profitieren von dem sinnlichen Duft, der dabei aufströmt.
➤ Erforschen Sie die Haut und die kräftigen sinnlichen Muskelpartien des Rückens.
➤ Legen Sie beide Hände mit den Fingerspitzen zum Gesäß zeigend auf den Bereich der Halswirbelsäule. 2
➤ Beginnen Sie entlang der Rückenstrecker, rechts und links der Wirbelsäule, und streichen Sie sanft drückend hinunter bis kurz oberhalb des Gesäßes.
➤ Streichen Sie über den oberen Pobereich zur Seite hin aus. 3
➤ Entlang der Außenseite des Rückens ziehen Sie die Hände ohne Druck sanft nach oben zurück.
➤ Geben Sie zu Beginn bei jedem Hinuntergleiten erneut etwas von der sinnlichen Ölmischung auf Ihre Hände. Gleitende, wellenartige Bewegungen sollen möglich sein, und es darf nicht ziehen auf der Haut.
➤ Gehen Sie jetzt von der Schulter her ab Rückenmitte in fließende Kreisbewegungen über. 4
➤ Setzen Sie diese Kreisbewegungen zu beiden Seiten des Rückgrats in Richtung Leistenbereich bis hin zum Gesäß fort.
➤ Diese abfolgenden Kreisbewegungen über den Rücken können Sie mehrmals in unterschiedlichen Druckstärken ausprobieren.

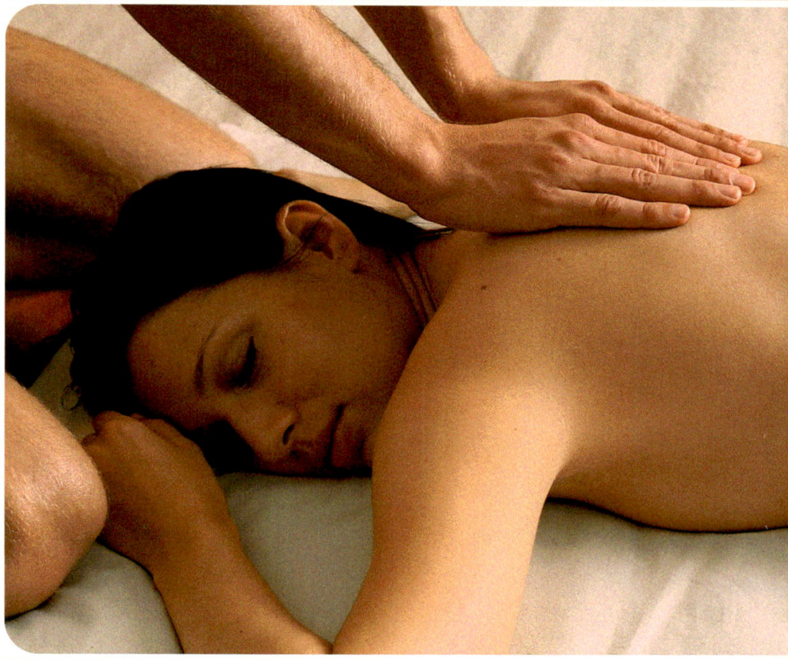

2 Beide Hände liegen in Höhe der Halswirbelsäule auf

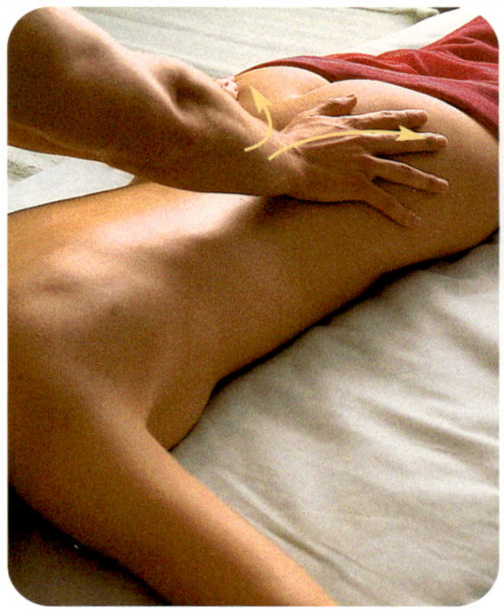

3 Die Hände gleiten zur Seite auseinander

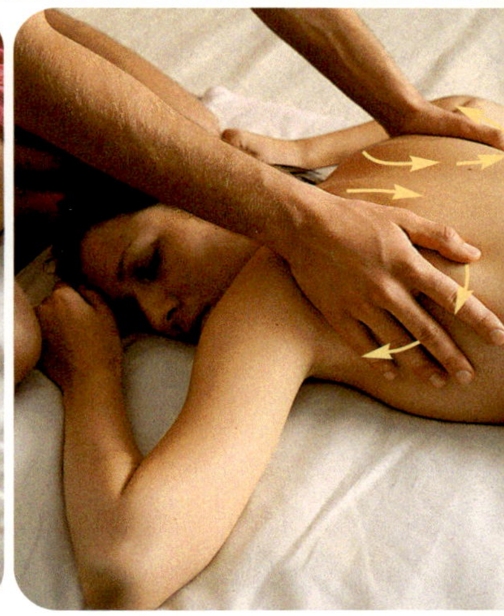

4 Von der Schulter her in Kreisen übergehen

➤ Sie können dabei immer langsamer werden, fragen Sie Ihren Partner, wie es ihm angenehm ist. Mit der Zeit und wachsender Erfahrung bekommen Ihre Finger die nötige Sensibilität, die ideale Druckstärke herauszuspüren.

➤ Setzen oder stellen Sie sich jetzt auf die linke Seite Ihres Partners, und greifen Sie über den Rücken hinweg auf die gegenüberliegende Seite.
➤ Legen Sie die Hände parallel nebeneinander am Lendenwirbelbereich auf.
➤ Ziehen Sie in sanften Effleuragegriffen, eine Hand folgt der anderen, vom Lendenwirbelbereich hin zur Rückenmitte, und wandern Sie Handbreite für Handbreite allmählich bis zur Schulter hoch und wieder zurück.
➤ Verwenden Sie immer wieder das sinnlich-stimulierende Öl, sodass die Haut schön geschmeidig bleibt.
➤ Wiederholen Sie nun dieselben Griffe auf der gegenüberliegenden Seite.

Spezielle Stimulierung für Mann und Frau

Am Rücken gibt es bei Mann und Frau unterschiedliche sexuelle Stimulierungspunkte, die besonders anregend wirken. Beim Mann befinden sich sexuell erregende Punkte etwa 8 cm unterhalb des Nabelbereichs an der Spitze des Kreuzbeins auf jeder Seite sowie rund um den Nabel herum. Bei der Frau finden sich die Punkte etwa 5 cm oberhalb der Gesäßfalte (→ Seite 31, 32).

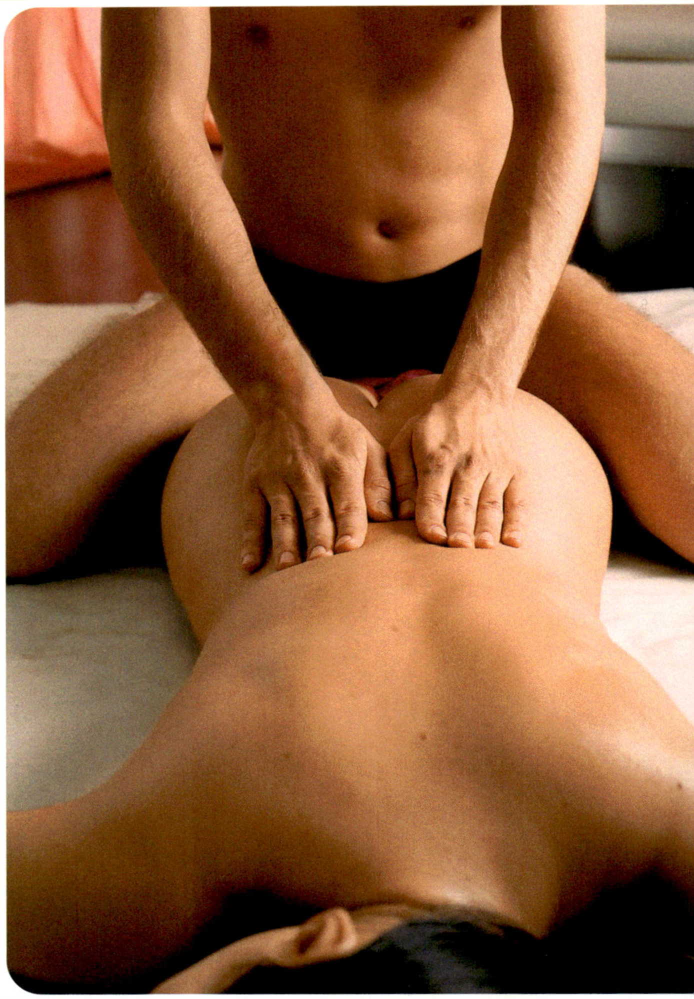

1 Legen Sie die Hände rechts und links der Wirbelsäule auf

So verwöhnen Sie IHN

➤ Setzen Sie sich für diese sinnliche Massage auf den Po Ihres Partners, das ergibt noch eine zusätzliche erotische Komponente.
➤ Sie können natürlich, wenn es für ihn angenehmer ist, genauso gut neben ihm in Hüfthöhe sitzen.
➤ Legen Sie Ihre Hände rechts und links von der Wirbelsäule auf den unteren Leistenbereich, knapp oberhalb des Pos, wo sich das Kreuzbein befindet.
➤ Massieren Sie mit jeweils allen fünf Fingerspitzen in sanft fließenden, nach außen kreisenden Bewegungen. Werden Sie dabei langsam immer ruhiger in Ihren Bewegungen.
➤ Oft können Sie nicht nur spüren, sondern auch hören, wie die Erregung zunimmt und Ihr Partner die Massage genießt.
➤ Wenn Sie das Gefühl haben, dass seine Erregung zu stark wird, streichen Sie dazwischen immer wieder in sanften rhythmischen Effleuragegriffen von der gegenüberliegenden Körperseite zur Körpermitte hin, und wechseln Sie dabei die Seiten.
➤ Kreisen Sie danach wieder mit dem Daumen oder den Fingerspitzen über den Punkt auf Höhe des Nabels. Gehen Sie dabei besonders sanft über die Wirbelsäule hinweg.

➤ Diese kleinen, zärtlichen Kreise lassen sich auch gut mit den Lippen oder der Zunge ausführen, probieren Sie ein wenig aus.

➤ Verbinden Sie danach die linke und rechte Rückenseite mit fließenden Achten, die Sie mit den Handflächen quer über den Lendenwirbelbereich legen.

➤ Gehen Sie so allmählich hoch bis zur Schulterpartie, und streichen Sie dann über die Arme aus.

➤ Zärtliche Liebkosungen und Streicheleinheiten können diese Massage wunderbar abrunden ...

So verwöhnen Sie SIE

➤ Setzen Sie sich auf den Po Ihrer Partnerin oder, wenn Sie zu schwer sind, neben Ihre Hüfte.

➤ Legen Sie zunächst die Hände mit der gesamten Fläche rechts und links von der Wirbelsäule auf den unteren Leistenbereich. ❶

➤ Ein „Zauberpunkt", der das sexuelle Empfinden steigert, befindet sich etwa 5 cm oberhalb der Gesäßfalte.

➤ Stimulieren Sie diesen Punkt durch leichtes Kreisen mit den Daumen. ❷

➤ Dann widmen Sie sich den Stimulationspunkten zu beiden Seiten der Wirbelsäule (→ Seite 32). Sie beginnen wieder in Höhe der Gesäßfalte und massieren aufwärts in kleinen kreisenden Bewegungen bis etwas über die Taille hinaus.

➤ Spüren Sie nach, wie Ihre Partnerin diese Massagegriffe aufsaugt und genießt.

➤ Danach setzen Sie Ihre Finger etwa 2,5 Zentimeter weiter außen an und massieren wieder in sanften kleinen Kreisen von unten nach oben. ❸

➤ Wiederholen Sie das einige Male und machen Sie dabei sanft kreisende bis hin zu vibrierenden Bewegungen. ❹

➤ Verbinden Sie jetzt wieder wie beim Mann die rechte und linke Seite des Rückens, beim Lendenwirbelbereich beginnend, mit liegenden Achten.

➤ Gehen Sie so allmählich hoch bis zur Schulterpartie und streichen Sie dann mit beiden Händen gleichzeitig über die Arme aus.

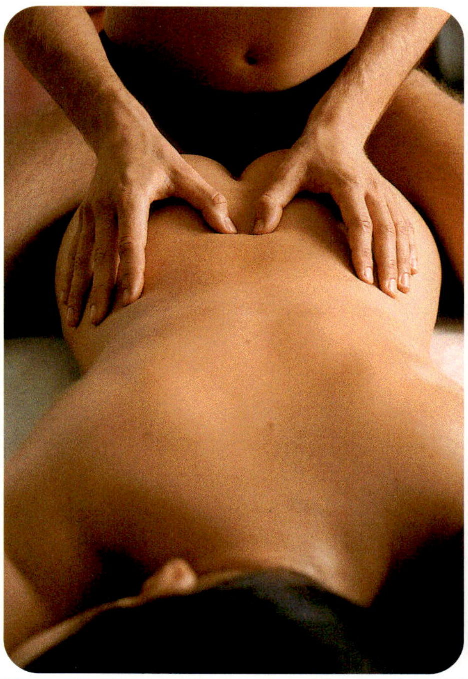

2 Sensiblen Punkt mit den Daumen umkreisen

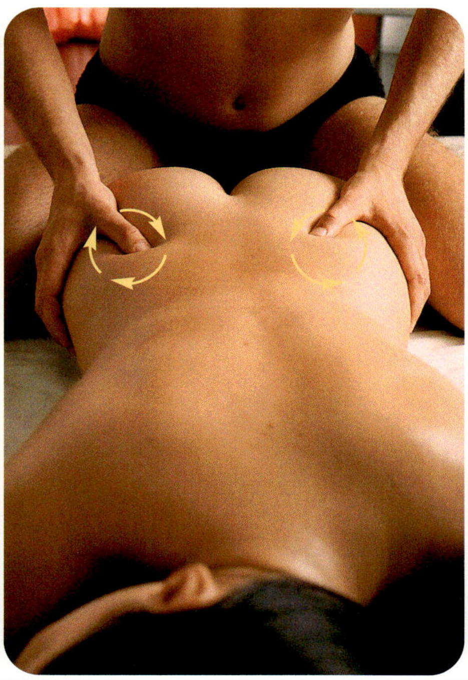

3 Kreisende Bewegungen bis zur Taille hoch

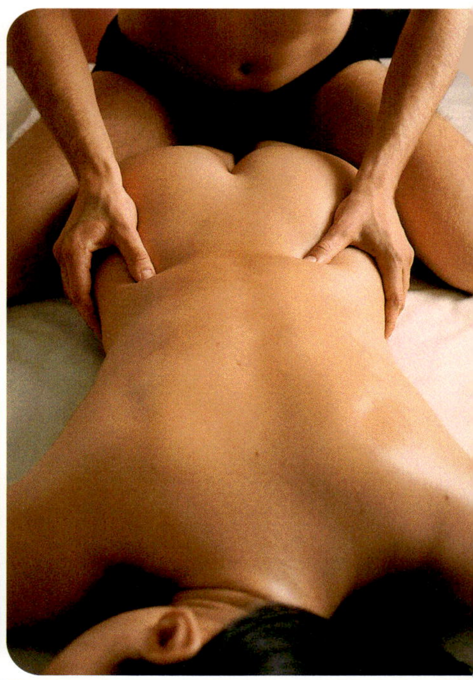

4 Kreisende und vibrierende Bewegungen

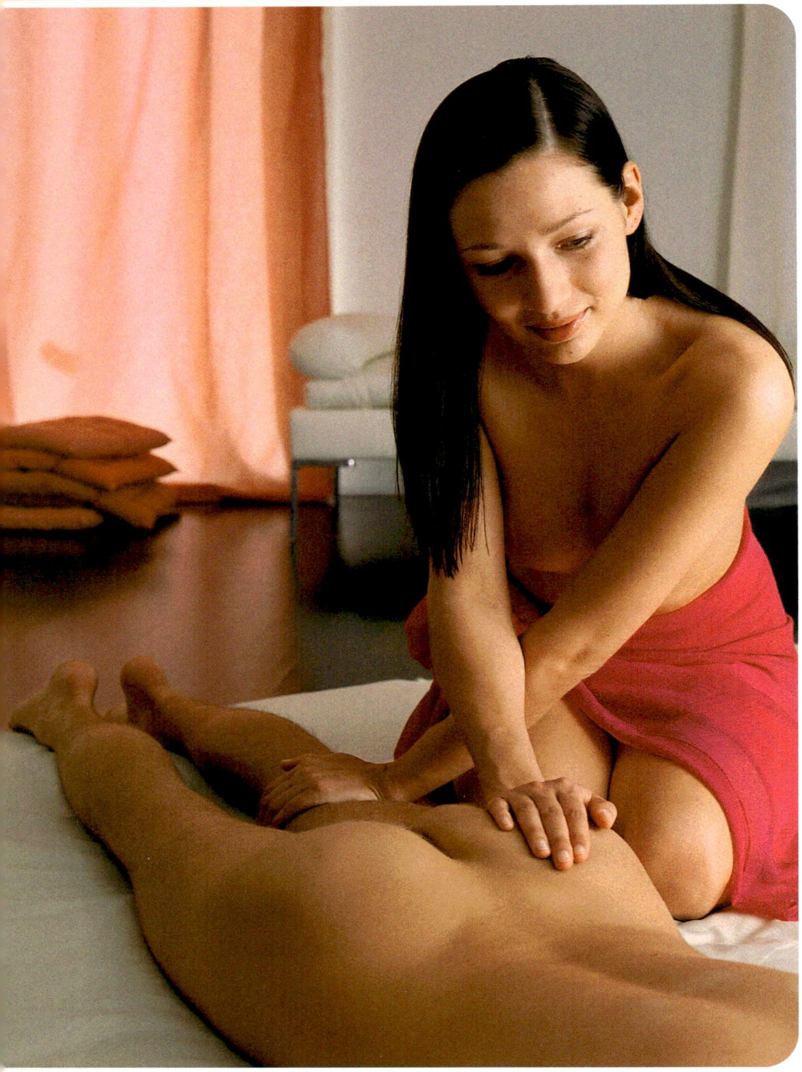

1 Lassen Sie die Hände sanft verschränkt von der Kniekehle zum Po gleiten

Sinnliche Kurven: Gesäß und Beine

Das Gesäß und die Rückseite der Oberschenkel zeigen besonders erotische Falten und Kurven. Sie animieren zum Anfassen und besonders die weichen fleischigen runden Gesäßbacken laden zum Streicheln und Kneten ein. Ihr Partner dankt es Ihnen mit sinnlichem Vergnügen. Denn diese zärtlichen Berührungen lösen Spannungen, die der Liebe im Weg stehen könnten.

Erst zart, dann kräftig

Besonders die Innenschenkel mögen zärtliches Streicheln – mit den Fingerspitzen oder mit den Lippen, ganz wie Sie wollen. Die großen Muskelpartien von Po und Oberschenkeln dagegen lieben kraftvollere Massagen: Petrissage und Effleurage (→ Seite 34, 35) sind ideal. Auch Klopfen, Ziehen und leichtes Trommeln kann in diesem Bereich sehr anregend wirken. Beginnen Sie jedoch zunächst ganz sanft.

So verwöhnen Sie Ihren Partner

- Ihr Partner liegt auf dem Bauch. Setzen Sie sich neben sein linkes Bein.
- Knapp oberhalb des Knöchels seines rechte Beins legen Sie beide Hände parallel nebeneinander. Die Fingerspitzen zeigen nach oben.
- Lassen Sie die Hände sanft verschränkt über Wade und Knie bis hinauf zur Pobacke gleiten. 1

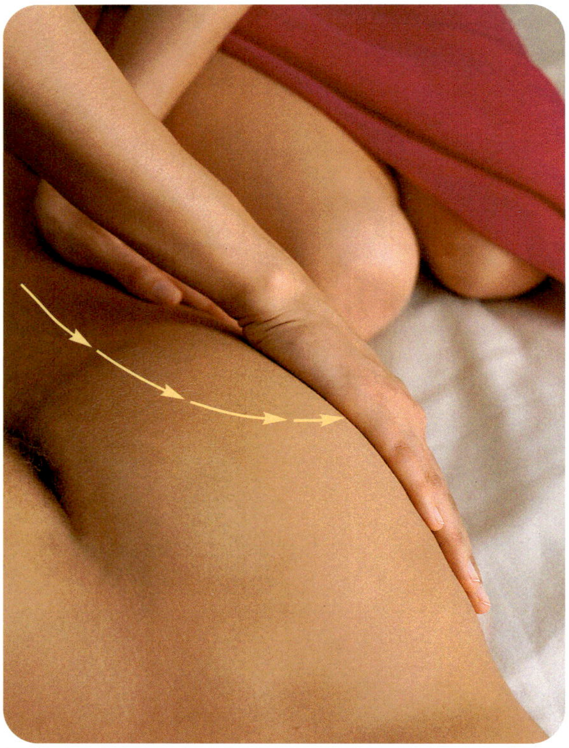

2 Im Fächer-Effleuragegriff die Pobacke ausstreichen

Streichen Sie in einem Fächer-Effleuragegriff die Pobacke zur rechten Seite hin aus. ❷

➤ Lösen Sie die Hände etwas voneinander und streichen Sie behutsam an beiden Seiten des Beins nach unten. Wiederholen Sie dies einige Male.

➤ Anschließend nehmen Sie Ihre rechte und linke Hand und schieben die beiden Handballen versetzt hintereinander von der Kniekehle über die Oberschenkel über die Pobacke hinweg nach außen rechts weg. ❸

➤ Fragen Sie nach, ob die Druckstärke angenehm ist, und variieren Sie diese entsprechend.

➤ Ziehen Sie die Hände sanft an der Seite herunter. Wiederholen Sie diese Übung mehrere Male, sie wirkt herrlich entspannend.

➤ Legen Sie nun beide Hände hintereinander oberhalb des Knöchels in den gewölbten Effleuragegriff. ❹ Fahren Sie so bis zur Pofalte hoch.

➤ Beugen Sie sich leicht nach vorne, um den Druck zu verstärken, und streichen Sie mit hintereinander liegenden Händen erneut vom Knöchel bis zur Pofalte hoch. ❺

➤ Wiederholen Sie diese Massagegriffe am linken Bein Ihres Partners.

➤ Danach streicheln, kneten und liebkosen Sie beide Pobacken rechts und links ausführlich. Genießen Sie sein wohliges Stöhnen.

➤ Drücken Sie zum Abschluss Punkte aus dem Shiatsu (→ Seite 32) auf dem Gesäß. ❻

Sinnliche Variante

Eine besonders sinnliche Erfahrung ist es, wenn Sie mit unterschiedlichem Druck arbeiten und großflächig über den Po und den unteren Rücken Ihres Partners streichen. Nehmen Sie dafür die Unterarme zu Hilfe, sie vermitteln eine samtig weiche Empfindung und stimulieren in einer feinen und sensiblen Art und Weise.

➤ Legen Sie die Unterarme rechts und links auf die Pobacken und bewegen Sie diese in sanften Kreisen vom äußeren Beckenrand schräg über die Pobacken bis zum Kreuzbeinbereich.

➤ Machen Sie zunächst eher kleine Kreise, dann lassen Sie sie sanft größer werden und schließlich ausladender ausklingen.

➤ Spüren Sie dem Druck nach, und fragen Sie Ihren Partner, wie ihm diese Berührung gefällt.

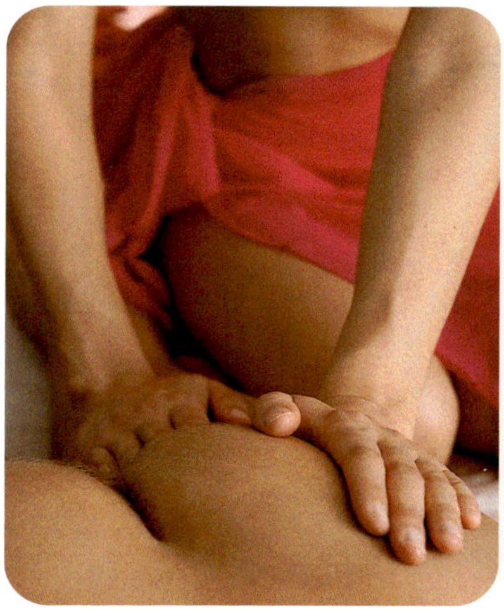

3 Schieben der Handballen über Oberschenkel und Po

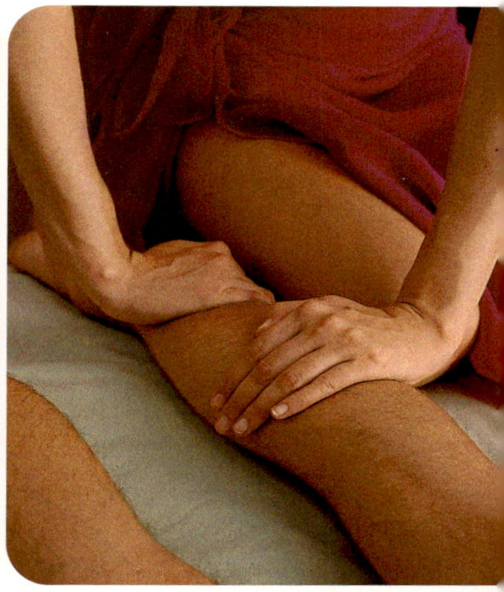

4 Gewölbter Effleuragegriff vom Knöchel nach oben

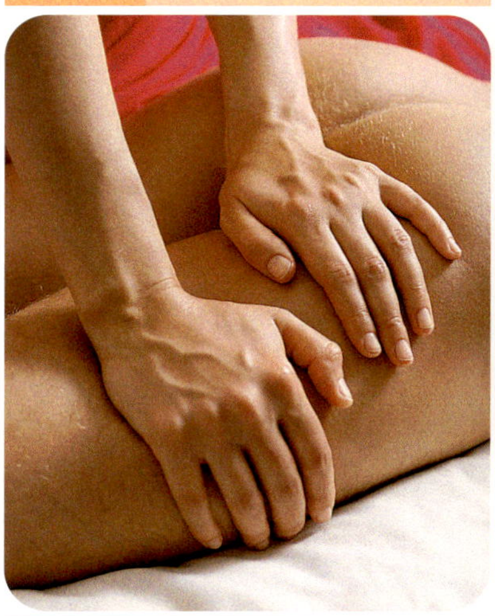

5 Den Druck nach oben zu verstärken

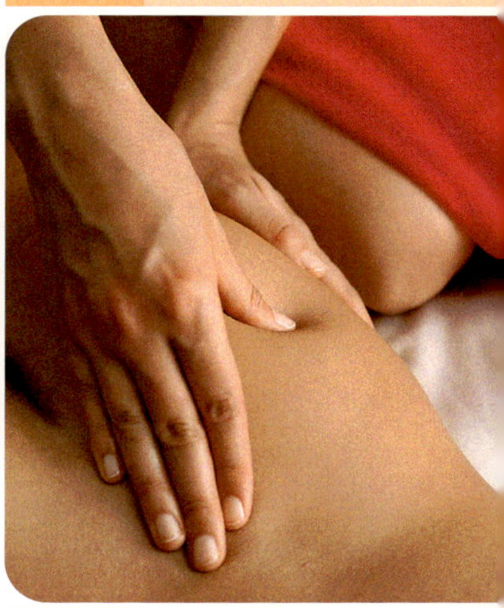

6 Drücken der wichtigsten Shiatsu-Punkte

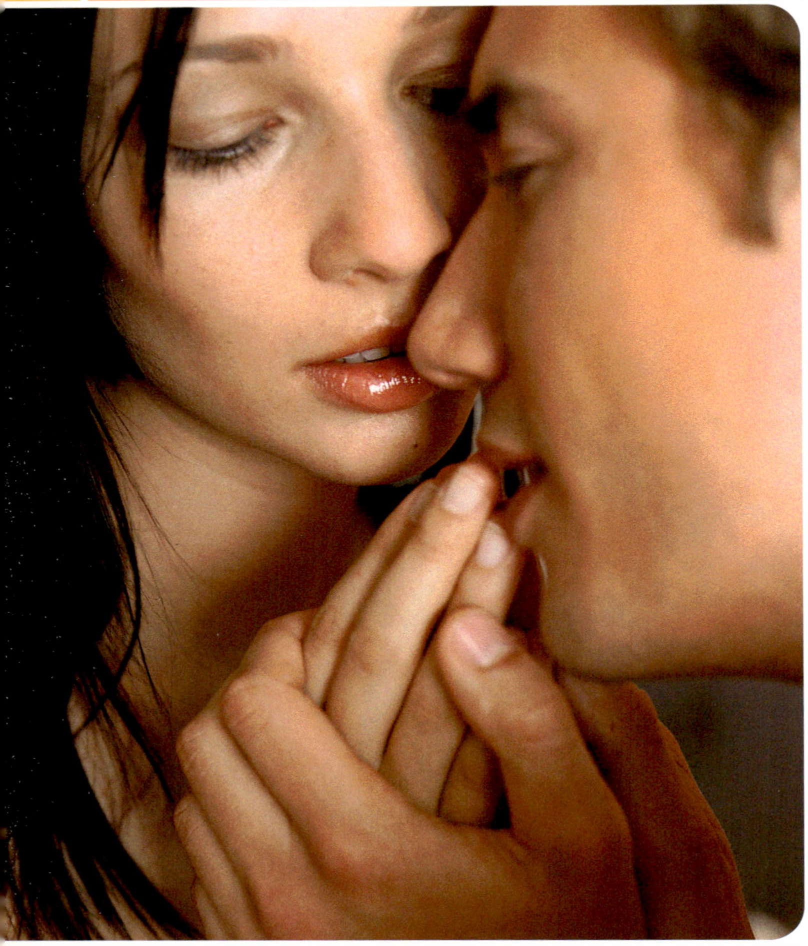

Küssen Sie zärtlich die Hände Ihres Partners, Finger für Finger

„Streichelwerkzeug": Arme und Hände

Mit Armen und Händen drücken wir Liebe und Freude aus. Meist sind die Hände nur mit Alltagsdingen beschäftigt. Ihr Einsatz als zärtliches „Streichelwerkzeug" kommt viel zu kurz. Eine erotische Hand- und Armmassage verbindet Sie mehr mit Ihrem Partner und stärkt Ihr Liebesband. Die Massage der Arme und Hände kann einen wunderbar sinnlichen Übergang zu Brust und Bauch bilden.

Sensible Einstimmung

Für diese Massage helfen Sie Ihrem Partner, sich behutsam auf den Rücken zu drehen. Nach einer wohligen Rückenmassage fühlt sich Ihr Schatz vielleicht ein wenig schutzlos. Besonders Frauen können sich zunächst leicht fröstelig fühlen. Bedecken Sie Brüste und Genitalien deshalb mit zarten Tüchern oder Decken, bis ER oder SIE unter zärtlichen Berührungen „auftaut". Streicheln Sie zuerst die Hände Ihres Partners, schlingen Sie Ihre Finger in seine und küssen Sie sie – Finger für Finger, welch innige Erfahrung.

So verwöhnen Sie Ihren Partner

➤ Setzen Sie sich neben Ihren Partner an seine rechte Seite.

➤ Verteilen Sie eine Ölmischung in Ihren beiden Handflächen, nehmen Sie dann die rechte Hand Ihres Partners, und halten sie diese eine Weile zwischen Ihren Händen.

➤ Wenn Sie so weit sind, halten Sie mit der linken Hand weiter seine Hand. Ihre rechte Hand legen Sie auf das Handgelenk mit den Fingern zur Schulter zeigend.

➤ Mit leicht gespreizten Fingern streichen Sie langsam vom Handgelenk über den Ellenbogen bis zu seinem Schultergelenk hoch. ❶

➤ Streichen Sie auf der Rückseite des Arms wieder hinunter. Dies vollziehen Sie mehrere Male in sanften Zügen, nehmen Sie immer wieder erneut Öl auf, vor allem bei behaarten Armen.

➤ Erkundigen Sie sich zwischendurch, ob der Druck angenehm ist.

➤ Legen Sie beide Hände auf den Unterarm Ihres Partners, und fahren Sie in glatten Zügen mit dem gewölbten Effleuragegriff vom Handgelenk bis zur Schulter. ❷

➤ Dies führen Sie mit gleichmäßigem Druck aus, zurück gleiten Sie über die Schulter und den Arm ohne Druck hinunter.

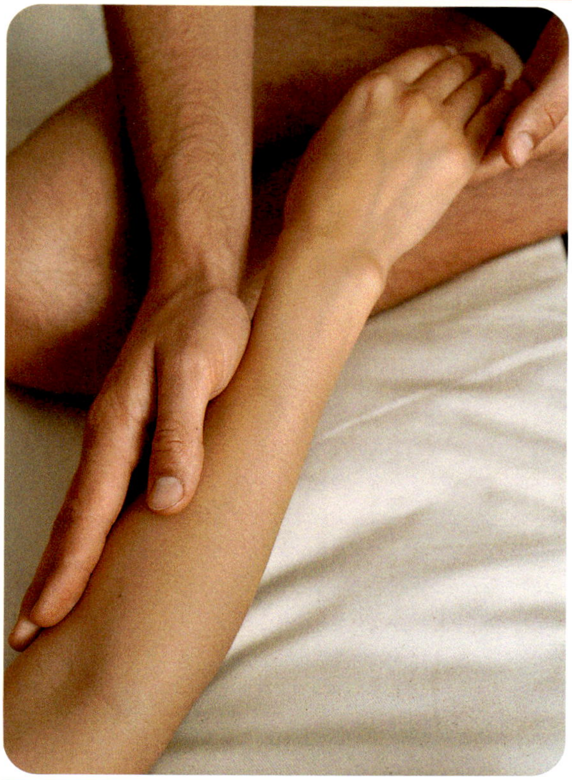

1 Hochstreichen vom Handgelenk zum Ellbogen und dann weiter bis zur Schulter

➤ Wiederholen Sie die Griffe einige Male.
➤ Nehmen Sie dann die Hand Ihres Partners wieder zwischen Ihre Handflächen und drehen Sie diese behutsam mit der Handinnenfläche nach oben.
➤ Kneten Sie nun mit beiden Daumen die muskulösen Teile der Handfläche. ❸
➤ Gleiten Sie mit Ihrem Zeigefinger sehr sachte und langsam seitlich an den Fingern hinab bis zur Handfläche, und berühren Sie auf diese Weise die Zwischenräume aller Finger.
➤ Wenn Sie möchten, fahren Sie mit Ihrer Zunge noch einmal die Zwischenräume entlang und küssen zärtlich die Fingerspitzen Ihres Partners.
➤ Kraulen Sie dann mit Ihren Fingerspitzen und Fingernägeln sanft über die Innenflächen und den Rücken der Hand.
➤ Streichen Sie zum Schluss den Arm nochmals vom Schultergelenk ausgehend mit beiden Händen bis in die Hand hinunter aus.
➤ Bei der Hand angekommen verlangsamen Sie diese Bewegung nochmals spürbar und halten den Kontakt mit den Fingern bis zur letztmöglichen Sekunde aufrecht. ❹
➤ Bleiben Sie mit einem Finger länger in Berührung als mit den anderen, bevor Sie schließlich loslassen. Mit dieser Geste wird die menschliche Wärme, die zwischen Ihnen beiden entstanden ist, erhalten – es bleibt ein einprägsamer Moment.
➤ Setzen Sie sich dann auf die andere Seite und massieren Sie den linken Arm.

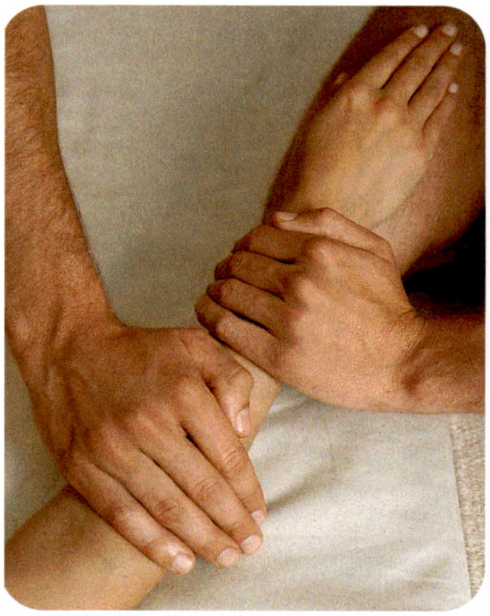

2 Mit gewölbtem Effleuragegriff nach oben fahren

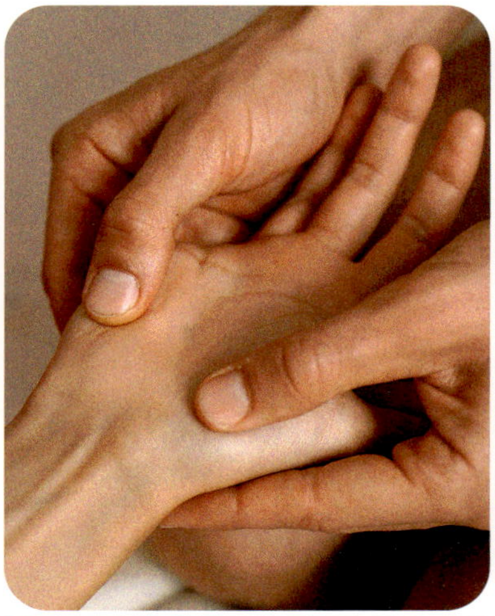

3 Kneten der muskulösen Teile der Hand

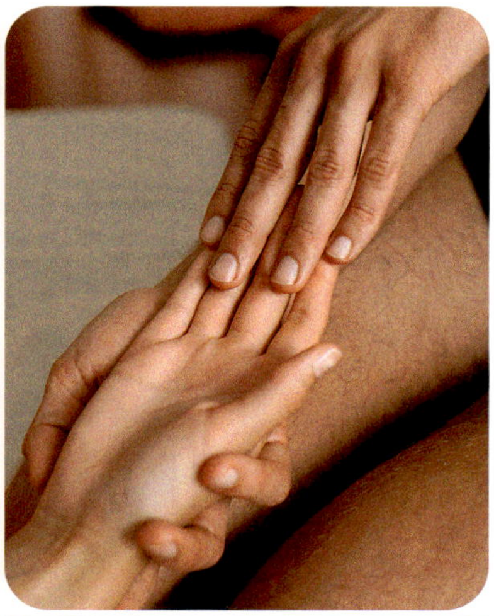

4 Den Kontakt bis zum Schluss halten

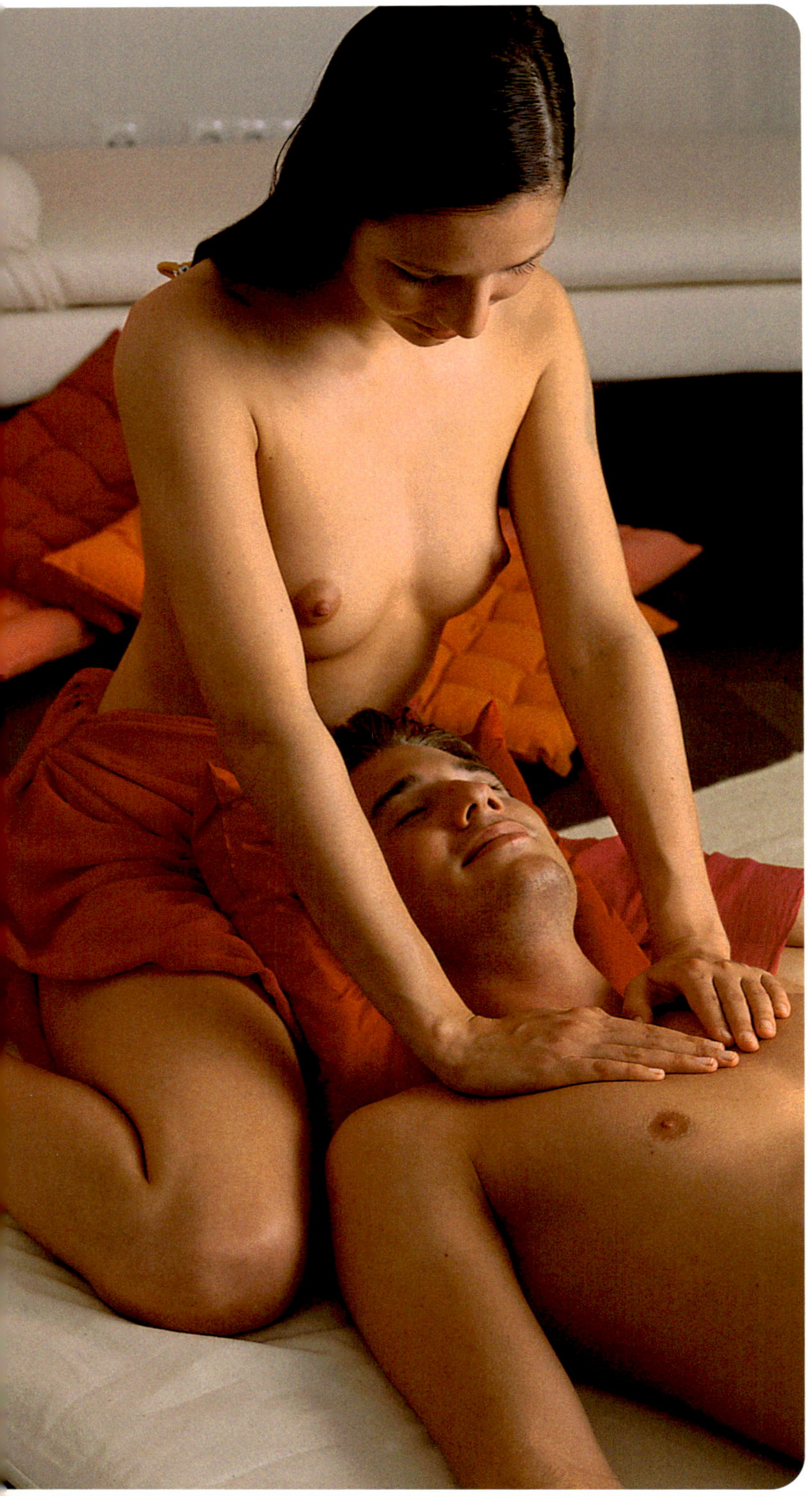

1 Ihre Handwurzeln liegen unterhalb des Schlüsselbeins, die Daumen berühren sich dabei

Empfindsame Bereiche: Brust und Bauch

Diese beiden Bereiche gehören zu den empfindsamsten unseres Körpers. Deshalb setzt eine Massage besonders bei Frauen Offenheit und sehr viel Vertrauen voraus, denn sie liegen nun nackt auf dem Rücken und bieten ihrem Partner Brüste und Bauch dar. Die Massage auf der Vorderseite kann demnach eine Brücke zwischen Sex und echter Intimität herstellen. Es gibt besonders viele Akupunkturpunkte im Brust und Bauchbereich, die leicht sinnlich stimulierend wirken und deshalb empfänglich für sanfte Massagegriffe sind.

Wärme und Entspannung

Da die Brustmassage nackt durchgeführt wird, sollten Sie das Zimmer vorher unbedingt behaglich warm gestalten, denn wenn Ihr Partner fröstelt, kommt kein Genuss auf. Am besten wärmen Sie die Decken und Auflagen vorher über der Heizung an. Ein besonderes sinnliches Extra: Hüllen Sie Ihren Partner in warme Handtücher, die Sie mit einem Hauch von erotisierendem Orangenblüten- oder Rosenwasser versetzen. Dazu besprühen Sie die Handtücher mit zwei, drei Pumpstößen in der oberen Hälfte zum Kopf hin, sodass die Nase bereits eine zärtliche Einstimmung erfährt. In der kälteren Jahreszeit lassen Sie die Beine noch etwas länger in gewärmten Hand- oder Leinentüchern, während Sie bereits mit der eigentlichen Massage beginnen. Farbige Tücher in Orange bis Rot halten länger warm und wirken zusätzlich blutdruckanregend.

Sanfter Einstieg: So verwöhnen Sie Ihren Partner

➤ Knien Sie sich hinter den Kopf des Partners, und verteilen Sie reichlich Massageöl auf den Händen.
➤ Legen Sie ihm die warmen, mit Öl versetzten Hände mitten auf die Brust, wobei die Fingerspitzen in Richtung Füße zeigen.

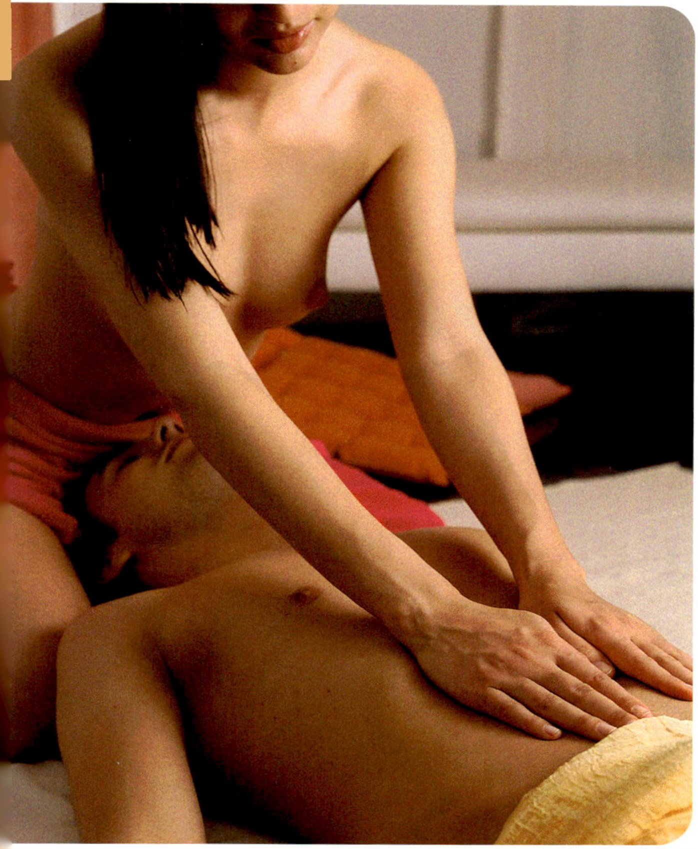

2 Die Hände gleiten nach unten zum Schambein oder so weit Sie sich vorbeugen können

➤ Die Handwurzeln liegen jeweils unterhalb des Schlüsselbeins, die Daumen berühren sich dabei leicht. ❶

➤ Lassen Sie beide Hände langsam nach vorne gleiten, bis Sie das Schambein erreichen oder Sie sich natürlicherweise nicht mehr weiter nach vorne beugen können. ❷

➤ Nehmen Sie genügend Öl, vor allem bei einem behaarten Brustkorb.

➤ Achten Sie darauf, dass der Druck am Oberkörper kräftiger ist und über dem Bauchraum wieder leichter wird.

➤ Fragen Sie Ihren Partner, wie es ihm behagt, und variieren Sie den Druck entsprechend.

➤ Fahren Sie wieder zum Schambein hinunter, und lassen Sie dort die Hände seitwärts auseinander und über die Hüften hinabgleiten, bis Fingerspitzen und Handrücken die Auflagenfläche berühren.

➤ Ziehen Sie die Hände an den Körperseiten entlang langsam und fest in Richtung Kopf.

➤ Wenn Sie die Achselhöhle erreicht haben, können Sie den Oberkörper des Partners beinahe von der Auflage abheben. ❸

➤ Kurz bevor Sie an den Achselhöhlen angelangt sind, gleiten ihre Handteller mit dem Handgelenk voran wieder in einem Halbkreis zur Brustmitte zum oberen Teil der Brust.

➤ Die Hände drehen sich dabei wieder, sodass die Fingerspitzen Richtung Füße zeigen.

➤ Wiederholen Sie diese Bewegungsabfolge ohne Unterbrechung langsam und ausgedehnt mehrere Male.

➤ Finden Sie einen passenden Rhythmus, und fragen Sie Ihren Partner, ob es ihm so gefällt.

➤ Achten Sie darauf, dass sich Ihre Hände den Körperkonturen Ihres Partners, allen Vertiefungen und Rundungen anpassen.

➤ Beim letzten Mal ziehen Sie den Strich über die Schulter, heben mit einer Hand den Nacken an und legen den Kopf sanft auf ein Kissen. ❹

Diese Griffe bilden einen guten Auftakt zur folgenden sinnlichen Brust- oder Bauchmassage.

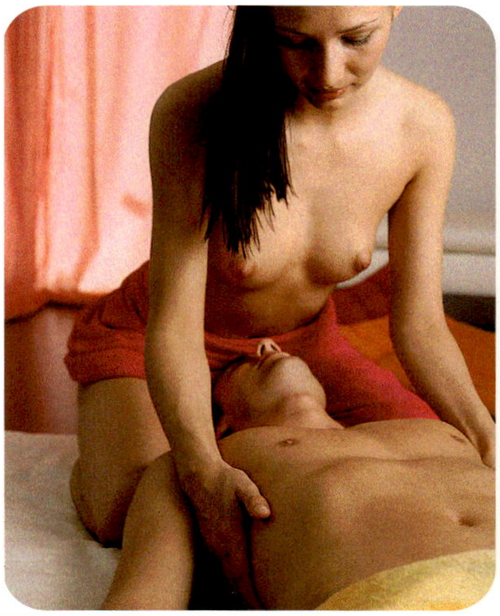

3 Den Körper fast von der Auflage heben

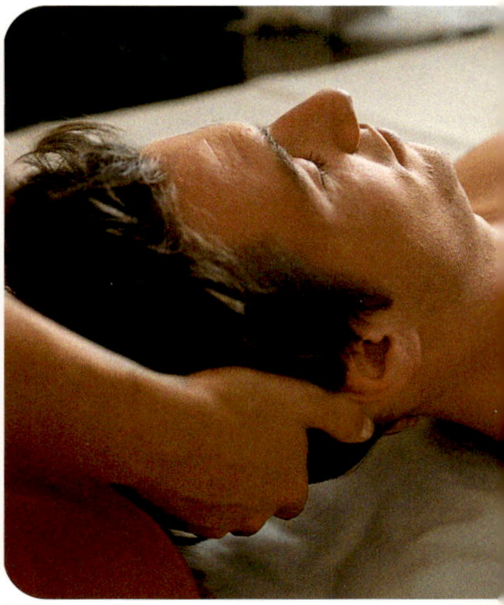

4 Den Kopf sanft auf ein Kissen legen

Sinnliches Vertiefen der Brustmassage: So verwöhnen Sie Ihren Partner

Diese Massage funktioniert beim Mann genauso gut wie bei der Frau und wird als sehr erregend und schön empfunden.

➤ Setzen Sie sich auf die rechte Seite Ihres Partners, etwa in Höhe der Hüfte.

➤ Legen Sie Ihre Hände wie Schalen über die Brüste, und führen Sie mit der rechten Hand im Uhrzeigersinn, mit der linken im Gegensinn drei sanfte Kreisbewegungen aus.

➤ Bewegen Sie nun die Brüste mit drei Kreisbewegungen zuerst aufeinander zu. ❶

➤ Dann bewegen Sie sie mit weiteren drei Kreisbewegungen voneinander weg. ❷

➤ Sanft können Sie liegende Achten um die Brüste herum malen. Fragen Sie nach, wie stark Sie den Druck ausführen können.

➤ Stellen Sie sich nun ein Rad vor, bei dem die Brustwarze die Mitte bildet. So, wie Sie die Speichen des Rades entlangfahren können, gleiten Sie zärtlich über die Brust Ihres Partners von innen nach außen.

➤ Mit sanftem Druck auf den Fingerkuppen nehmen Sie dafür immer wieder ein Stück Haut zwischen Daumen und Fingerspitzen und lassen es durch Ihre Finger laufen, bis Sie das Rad im Kreis rundherum vollendet haben.

➤ Verstärken Sie diese sinnliche Empfindung durch unterschiedlich intensive Druckvariationen.

➤ Ihr Partner wird es lieben, wenn die Brustwarzen fest und hart werden, das ist eine prickelnde, sinnliche Empfindung für Sie beide.

➤ Liebkosen Sie die Brüste zusätzlich mit Küssen und mit zartem Streicheln mit den Fingerspitzen.

➤ Eine besonders schöne Variante ist es, die Brüste mit flaumigen Federn oder weichen Pinseln zu verwöhnen (→ mehr dazu in Kapitel 4).

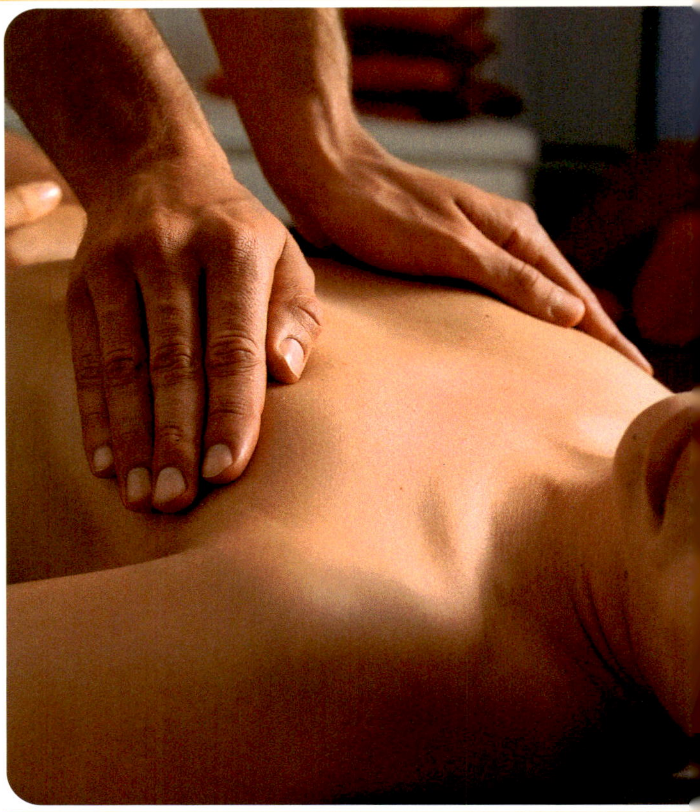

2 Bewegen Sie die Brüste kreisend voneinander weg

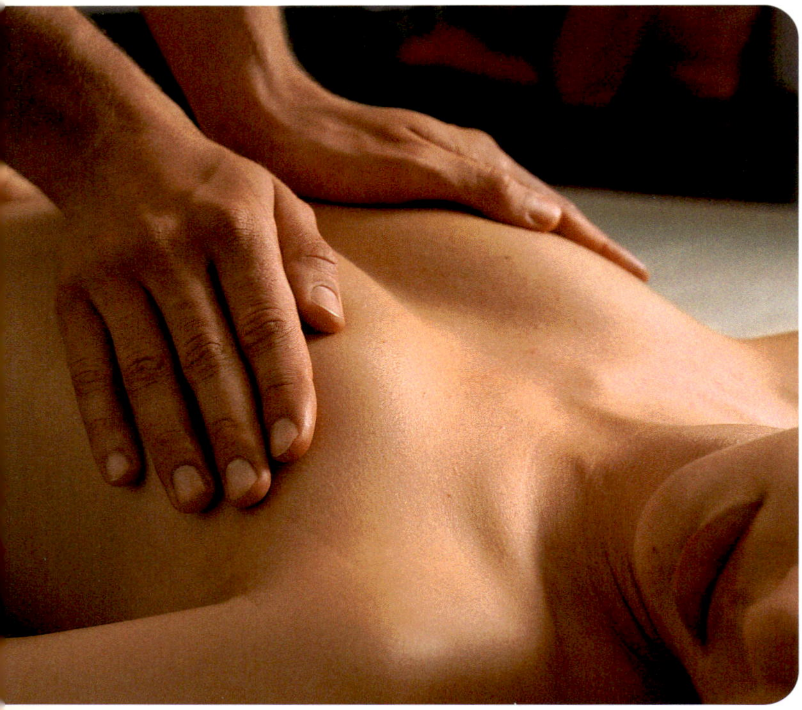

1 Bewegen Sie die Brüste mit Kreisbewegungen aufeinander zu

Sinnliches Vertiefen der Bauchmassage: So verwöhnen Sie Ihren Partner

➤ Bleiben Sie auf der rechten Seite Ihres Partners sitzen. Reiben Sie Ihre Hände gegeneinander, damit sie sich schön warm anfühlen, und ölen Sie sie ein.

➤ Legen Sie nun beide Hände parallel mit den Fingerspitzen zum Gesicht zeigend auf den Bauch.

➤ Machen Sie von der Bauchmitte mit den Fingerspitzen kleine Kreise hinauf bis zum Brustkorb.

➤ Gleiten Sie mit den Handflächen an der Seite hinunter, und ziehen Sie die Hände auf Taillenhöhe zurück in die Mitte. 3

➤ Massieren Sie jetzt mit den Fingerspitzen den Unterleib in kleinen sanften Kreisen. Von der Mitte ausgehend nach außen und wieder zurück.

➤ Eine Handbreit oberhalb des Schambeins befindet sich ein Stimulationspunkt der Vagina (→ Seite 32), diesen Bereich können Sie großflächig sanft in Kreisen mit den Fingerspitzen massieren oder leicht kneten. Achten Sie darauf, dass Sie immer ein wenig weiter rutschen.

➤ Beim Mann befinden sich sexuell erregende Punkte unterhalb des Nabelbereichs, diese können Sie mit sanften Strichen stimulieren (→ Seite 31).

➤ Massieren Sie den unteren Leistenbereich weiter in sanft fließenden kreisenden Bewegungen, werden Sie immer langsamer und ruhiger dabei.

➤ Meist können Sie schon sehen, wie die Erregung zunimmt und Ihr Partner diese Massagegriffe genießt. Fragen Sie dennoch nach, wie er es mag, und variieren Sie entsprechend.

➤ Streichen Sie zwischendurch immer wieder in sanften, rhythmischen Effleuragegriffen von der gegenüberliegenden Körperseite zur Bauchmitte hin. Sie können spielerisch die Seiten wechseln.

➤ Ziehen Sie immer wieder kleine Kreise, die allmählich in Küsse und Liebkosungen übergehen können. Vielleicht möchten Sie auch ein bisschen experimentieren und Sahne oder Honig um den Nabel verteilen? 4 (→ Weitere Anregungen in Kapitel 4).

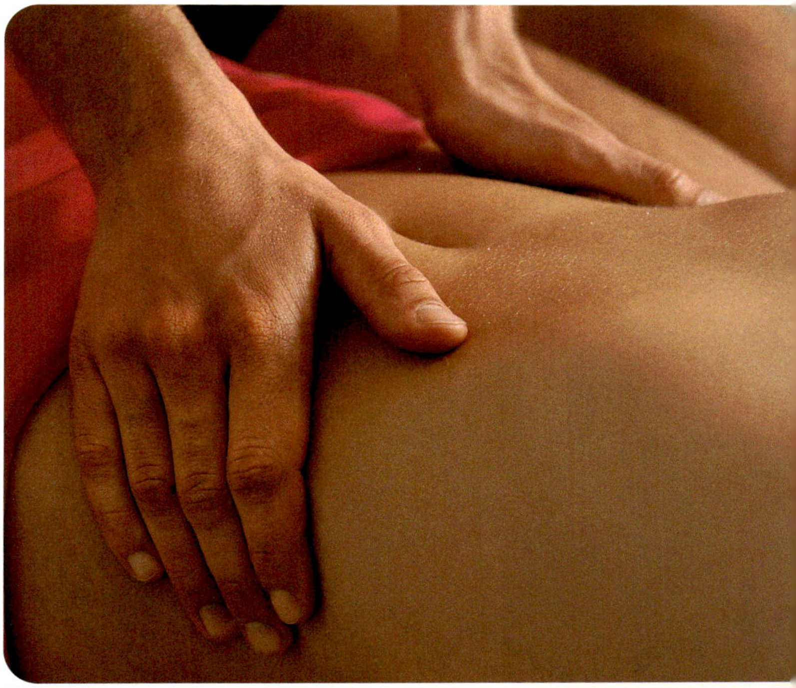

3 Ziehen Sie die Hände auf Höhe der Taille zurück zum Bauchnabel

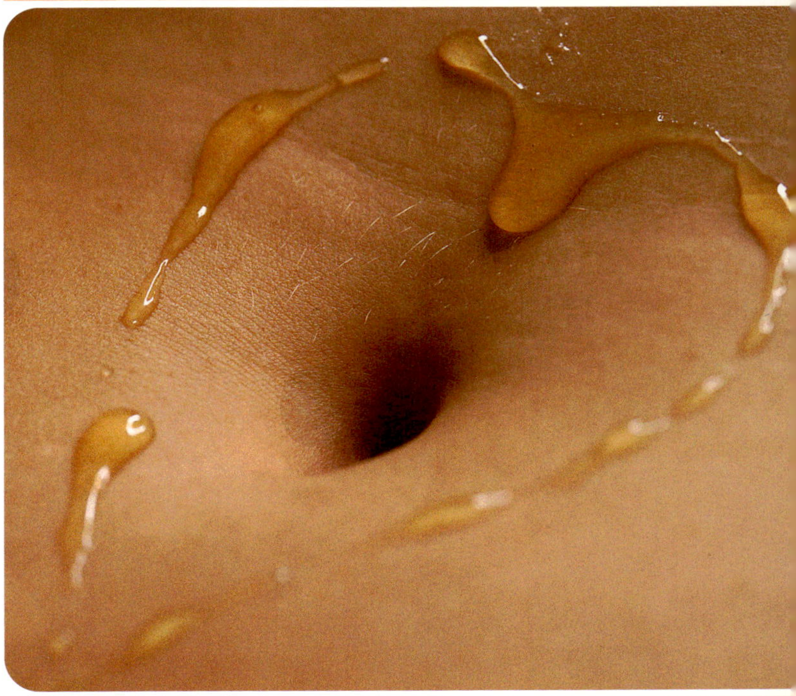

4 Ein schönes Experiment: Honig um den Nabel verteilen

➤ Zärtliche, langsame Streicheleinheiten können am Ende diese sinnlich-erotische Massage abrunden.
Der Übergang zum Liebesspiel erfolgt danach sicher fließend und nahtlos, denn der Magie der Berührung und Düfte kann sich niemand entziehen, wie ein orientalischer Scheich in einfühlsamer Weise schon vor vielen hundert Jahren darlegte.

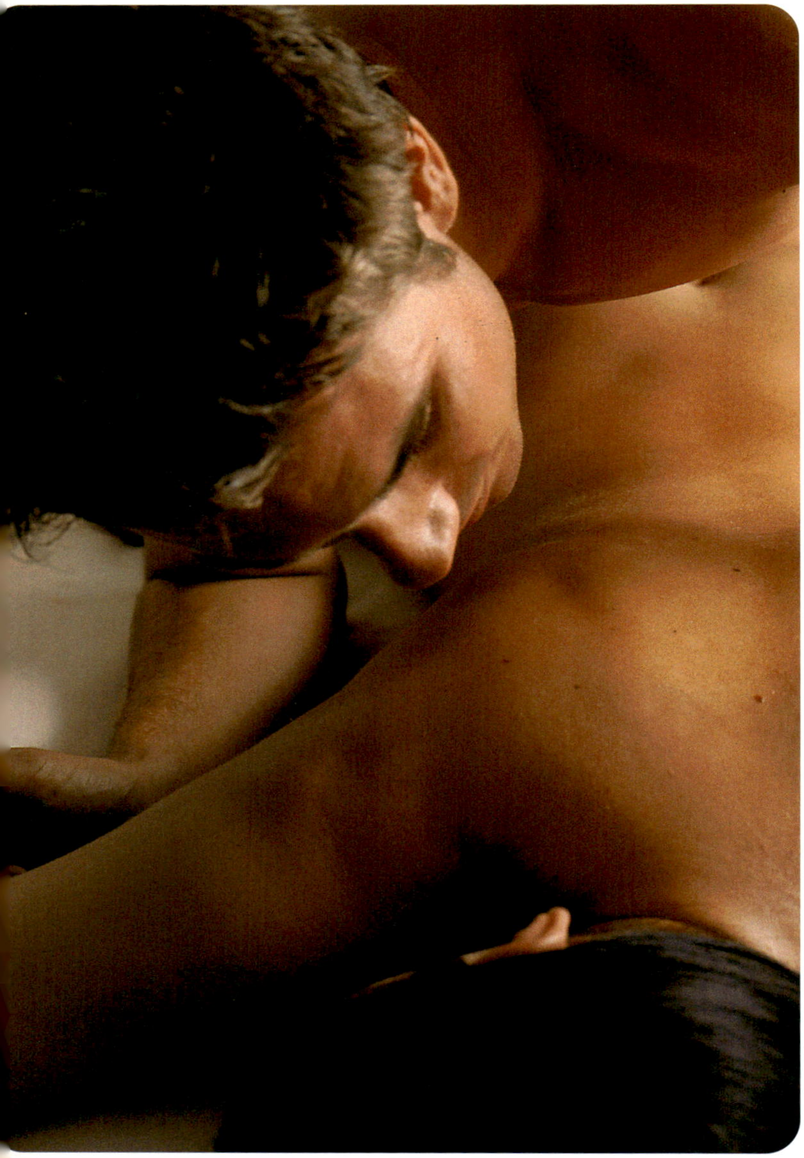

Zärtliche Streicheleinheiten können einen schönen Übergang zum Liebesspiel bilden

Öle der Zärtlichkeit

„Die Frau ist wie eine Frucht, die erst dann ihren Duft verströmt, wenn sie von Händen gerieben wird. Nehmen wir beispielsweise Basilikum: Solange es nicht von den Fingern gewärmt wird, gibt es keinen Duft ab. Und wisst Ihr nicht, dass Ambra ihren Duft in sich behält, wenn sie nicht erwärmt und geknetet wird? So ist es mit der Frau: Wenn du sie nicht mit deinen Spielen und Küssen belebst, deinen Mund in ihre Schenkel gräbst und sie fest umarmst, wirst du nicht erlangen, was du begehrst."

Das Gedicht von Scheich Nefzawi aus dem Buch „The Perfumed Garden" stammt wahrscheinlich aus dem 11. Jahrhundert. Aus dieser wunderbaren Liebeslyrik wird deutlich, wie gut sich Araber, Perser und Inder mit den Dingen der Liebeskunst auskannten: Sie wussten, dass man das Feuer der Liebe durch zärtliche Berührungen, Küsse, Liebkosungen und Massage entfachen kann. Eine wundervolle Ergänzung dazu bildeten damals wie heute wohlriechende Düfte, denn durch sie wird die erotische Massage zu einer wunderbaren Symbiose zwischen körperlicher und sinnlich-erotischer Erfahrung. Düfte von Jasmin, Neroli und Ylang Ylang stimmen Sie auf zärtliche Berührungen ein, lassen ein offene, helle Stimmung entstehen, machen Lust aufeinander, regen an und nicht zuletzt verleihen sie sinnliche Stimulans. Verknüpft mit der seidigen Textur von Mandel-, Wildrosen-, Macadamianuss- und Jojobaöl lösen diese erotisierenden, sinnlich inspirierenden ätherischen Öle eine wohlige Mischung aus Kraft, Energie und zärtlicher Hingabe aus (→ Seite 57, 87).

Die sinnlichsten Ölmischungen auf einen Blick

➤ Erotisches Rückenöl

50 ml Mandelöl mit
2 Tropfen ätherischem Sandelholz,
1-2 Tropfen Ylang Ylang und
2-3 Tropfen Blutorange vermischt,
ergibt einen balsamisch-blütig-frischen Duft
Alternativ:
30 ml Mandelöl und
20 ml Wildrosenöl mit
2 Tropfen 4%iges Jasmin,
2 Tropfen Rosenholz und
2-3 Tropfen Mandarine rot vermischt,
ergibt einen etwas schwereren Duft

➤ Zartes für die Hände

20 ml Wildrosenöl und
30 ml Mandelöl
oder nur 50 ml Mandelöl mit
3 Tropfen Rosenholz,
1 Tropfen Neroli und
3 Tropfen Bergamotte oder Litsea vermischt,
ergibt einen aktivierend frischen Duft
Alternativ:
20 ml Mandelöl und
30 ml Macadamianussöl mit
1-3 Tropfen Benzoe Siam,
2 Tropfen Rose,
1 Tropfen Neroli und
3 Tropfen Petit Grain vermischt,
ergibt einen vanillig-blütigen Duft mit einem Hauch von Frische

➤ Königliches Fußmassageöl

50 ml Mandelöl mit
6 Tropfen Sandelholz versetzt,
ergibt einen königlichen, sinnlich-holzigen Duft
Alternativ:
50 ml Mandelöl mit
6 Tropfen Sandelholz und
1 Tropfen Jasmin Absolue versetzt,
ergibt einen sinnlich-schwereren Duft

➤ Schmetterlinge für den Bauch

20 ml Macadamianussöl und
30 ml Mandelöl mit
1 Tropfen Sandelholz,
1 Tropfen Muskatellersalbei,
1 Tropfen Ylang Ylang,
1 Tropfen Mimose Absolue und
3 Tropfen Mandarine rot vermischt,
ergibt einen opulenten, holzig-blumigen Duft

➤ Luxus für die Brust

30 ml Mandelöl und
20 ml Jojobaöl
oder nur 50 ml Mandelöl mit
1 Tropfen Rosenholz,
1 Tropfen Jasmin 4%ig,
2 Tropfen Rosengeranie und
3 Tropfen Eisenkraut oder Bergamotte vermischt, ergibt einen zart-sinnlichen, eher leichten Duft
Alternativ:
50 ml Mandelöl mit
1-2 Tropfen Vetiveröl,
2 Tropfen Ylang-Ylang-Öl und
3 Tropfen Blutorange, Orange oder Litsea vermischt, ergibt einen schwereren, luxuriöseren Duft.
Mit 1 Tropfen (des relativ teuren) Osmanthus versetzt, wird der Duft noch raffinierter

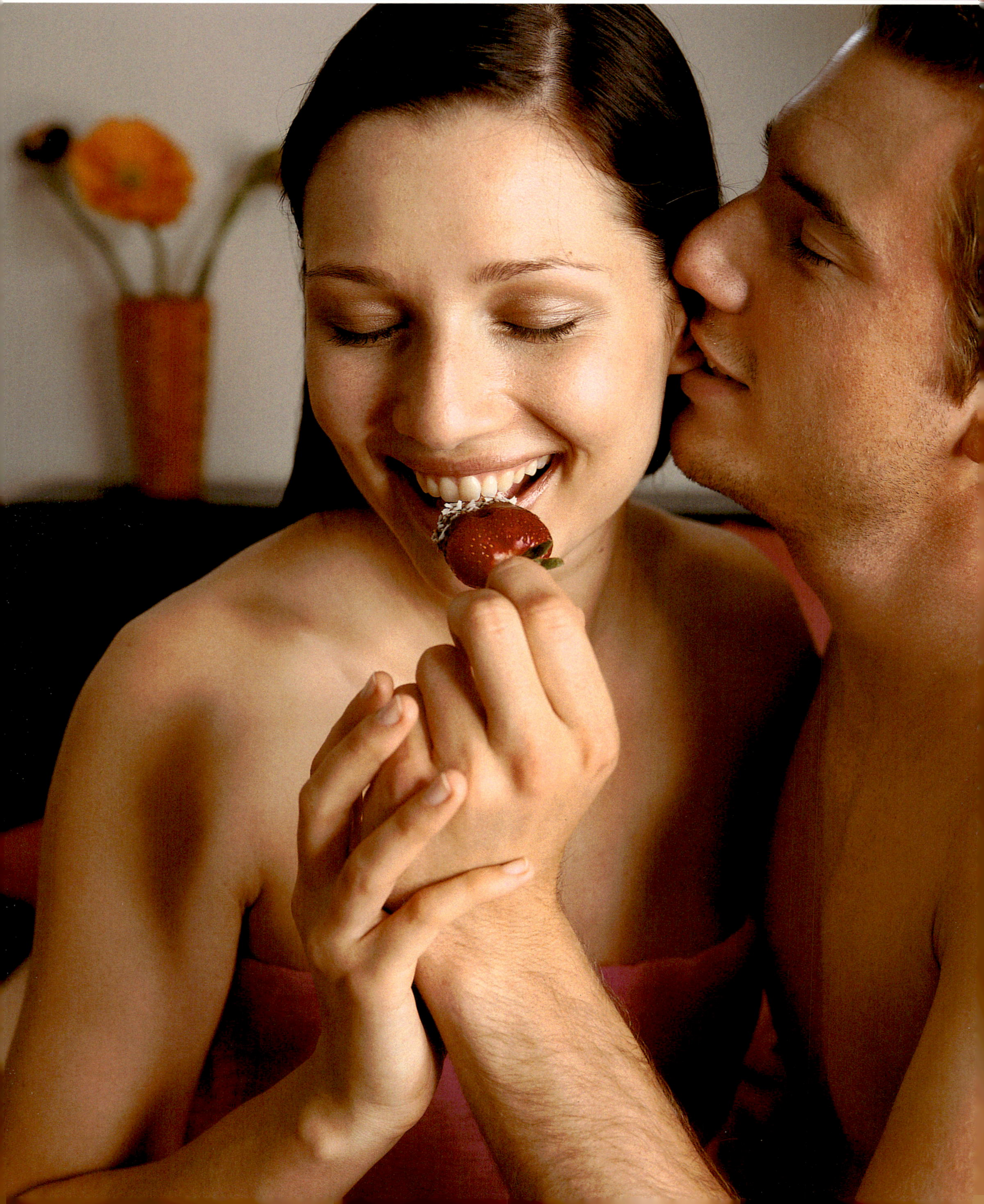

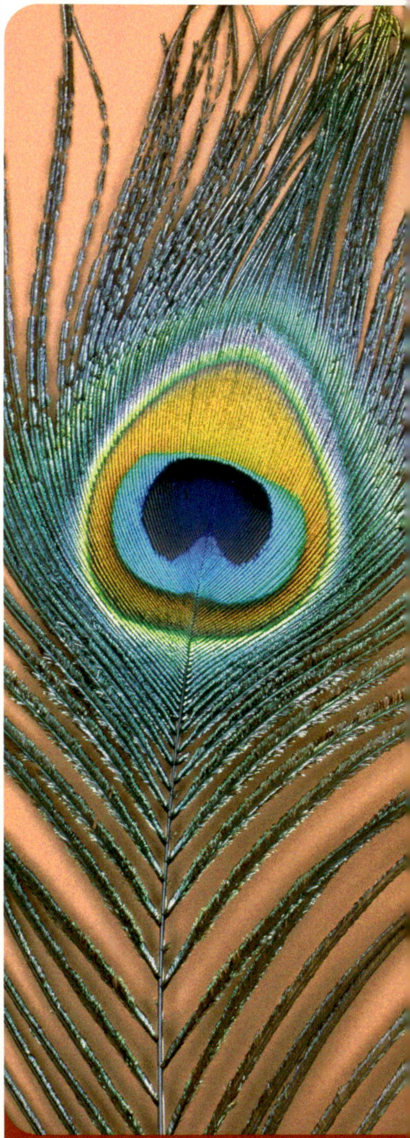

Special Days – Eros und Massagen

Wie lange ist es her, dass Sie sich und Ihrem oder Ihrer Liebsten einen ganzen Tag Zeit für Sinnlichkeit und Liebe gegönnt haben?
Tauchen Sie ab, und nehmen Sie sich eine Auszeit vom Alltag. Denn Liebe und Erotik wollen mit allen Sinnen wachgehalten werden.

Verwöhntage: ein Plus für Ihre Partnerschaft

Zeit zu zweit

Mit den beliebten Verwöhnsalons im asiatischen Kulturraum haben sich auch bei uns im Lauf der letzten Jahre Wellness-Hotels etabliert, wo Sie sich mit Massagen und Bädern verwöhnen lassen können. Natürlich ist es ein besonderes Erlebnis, gemeinsam wegzufahren, den eigenen vier Wänden zu entfliehen und es sich in anderer Umgebung und in der entsprechenden Urlaubsstimmung gut gehen zu lassen. Nur, wie oft können wir uns solche Kurztrips leisten? Wesentlich preiswerter und weniger aufwändig lässt sich so ein Verwöhntag oder ein ganzes Verwöhnwochenende auch in Ihrer Wohnung zelebrieren. Allein die Vorbereitungen, die Sie gemeinsam treffen können, indem Sie etwa besondere Leckereien einkaufen oder Ihr Schlafzimmer mit sinnlichen Accessoires dekorieren, werden die Spannung und Vorfreude steigern. Wie wäre es also mit Ihrem ganz persönlichen sinnlichen Tagesprogramm? Mit einem duftenden Bad als Einstieg und einer erotischen Massage als Auftakt für Mehr, oder einfach nur als sinnliches Vergnügen, das sogar eine Alternative zum Orgasmus sein kann – Sie werden sehen ...

Das Beste für Ihre Beziehung

Im letzten Kapitel habe ich Ihnen die verschiedenen Massagegriffe vorgestellt und einige Möglichkeiten gezeigt, wie Sie sich am ganzen Körper gegenseitig verwöhnen können. Vielleicht haben Sie schon das eine oder andere ausprobiert, sich gegenseitig beim Verwöhnen abgewechselt, schon Vorlieben herausgefunden? Vielleicht ist auf diese Weise eine neue Art der Vertrautheit und Sinnlichkeit zwischen Ihnen entstanden. Versuchen Sie, dieses Geschenk zu vertiefen, indem Sie ihm mehr Raum geben. Das ist im Trubel des Alltags sicher nicht leicht und wird kaum jeden Tag funktionieren, vielleicht nicht mal jede Woche. Aber wenigstens einmal im Monat sollten Sie sich gegenseitig Zeit für diese besondere Form der Zärtlichkeit und Erotik nehmen und sich ein paar Stunden voller sinnlichem Genuss gönnen, der Sie einander nahe bringt und verrückt nach einander macht. Verführen Sie deshalb Ihren Liebsten/Ihre Liebste zu einem ganz persönlichen erotischen Verwöhnluxustag mit eigener Handschrift und Entdeckungsfreude.

Genießen statt Denken

Vielleicht hegen Sie vor einer erotischen Massage immer noch Zweifel an Ihren Fähigkeiten als Masseur/in. Und denken, dass Ihre etwas unsicheren Berührungen im Gegensatz zu den starken Empfindungen stehen könnten, die Sie miteinander teilen. Keine Sorge! Sie können nichts falsch machen, wenn Sie auf Ihr Gefühl hören und sich auf Ihren Partner einstimmen. Derjenige, der zuerst verwöhnt wird, kann ja auch Anweisungen geben, wie er es am liebsten hat. Mit der Zeit werden Sie immer sicherer werden. Wagen Sie es, sich auf seine erogenen Zonen zu konzentrieren und massieren Sie diese zuversichtlich. Was auch immer Sie tun, Ihr Partner wird stark und erotisiert reagieren. Es kann sehr erregend sein, zu sehen, welche Macht Sie zeitweise über diesen Menschen haben können. Und durch Ihre eigene Lust können Sie spüren, wie sich auch sein übriger Körper nach ähnlich intensiven Berührungen sehnt. Bereits kleinste Massagesequenzen in einer angenehmen Umgebung können zu solchen ungeahnten Sinneserlebnissen und Wollust führen (→ ab Seite 74).

Verwöhnen mit allen Sinnen

Das Schlafzimmer oder der Ort Ihrer sinnlichen Begegnung sollte eine richtige Wohlfühloase sein. Bereiten Sie also eine herrliche Liegewiese vor und ein angenehm gestaltetes Bad.

Raum für Sinnlichkeit

Die farbige und duftende Ausstattung Ihres Schlaf- oder Wohnzimmers steigert das sinnliche Vergnügen. Sie müssen dafür gar nicht viele Vorbereitungen treffen. Vielleicht beziehen Sie das Bett mit Ihrer Lieblingsbettwäsche, stellen eine Duftlampe auf, eine Vase mit Blumen, ein Lieblingsfoto von Ihnen beiden oder einfach irgendein erotisches Bild, das Ihnen besonders gefällt und das auf Sie anregend wirkt. Legen Sie hübsche Tücher über alle Gegenstände im Raum, die an Alltag erinnern und somit unsinnlich sind, wie Bügelwäsche im Wäschekorb, Computer und Telefon. Sie können Seidenkissen im Bett oder auf dem Teppich verteilen und kuschelweiche Decken oder Seidentücher bereitlegen.

Farben und Licht

Achten Sie bei Ihren Accessoires auf die Farbe. Rot und Orange zum Beispiel wirken besonders anregend und sinnlich. Auch das Licht ist wichtig. Je nachdem, wie zufrieden oder weniger zufrieden Sie mit Ihrem Körper sind, können Sie eine direktere oder indirektere Lichtquelle wählen. Grundsätzlich wirken Kerzenlicht und Lampen, die weiches Licht erzeugen, am sinnlichsten.

Farben entsprechen sichtbarem Licht. Goethe entdeckte schon in seiner Farbenlehre, dass es eine psychologische Seite hat, wie wir auf Farben reagieren. Sinnliche Farben sind vor allem Rot und Orange. Rot drückt die Kraft des Lebens aus, es gilt als aktivste Kraft der Farbpalette. Diese Farbe wird dem Spüren, der Erotik, der Energie, Begeisterung und Feurigkeit zugeordnet. Rot entspricht der Farbe des Blutes und erhöht die Pulsfrequenz sowie den Blutdruck, und es regt das Nervensystem an.

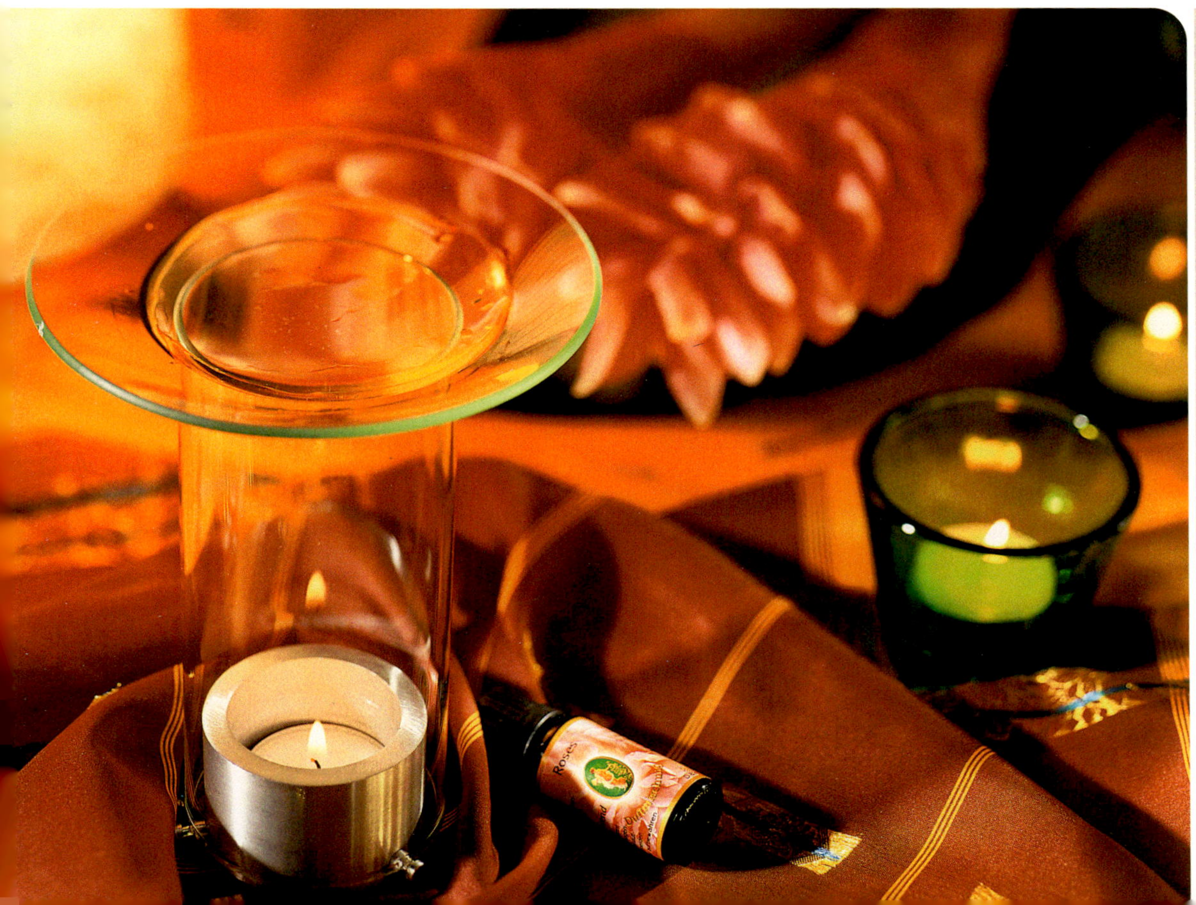

< Düfte, Blumen, Stoffe und weiches Licht wie Kerzen erzeugen eine sinnliche Atmosphäre, in der Sie abschalten und sich ganz dem Genießen hingeben können

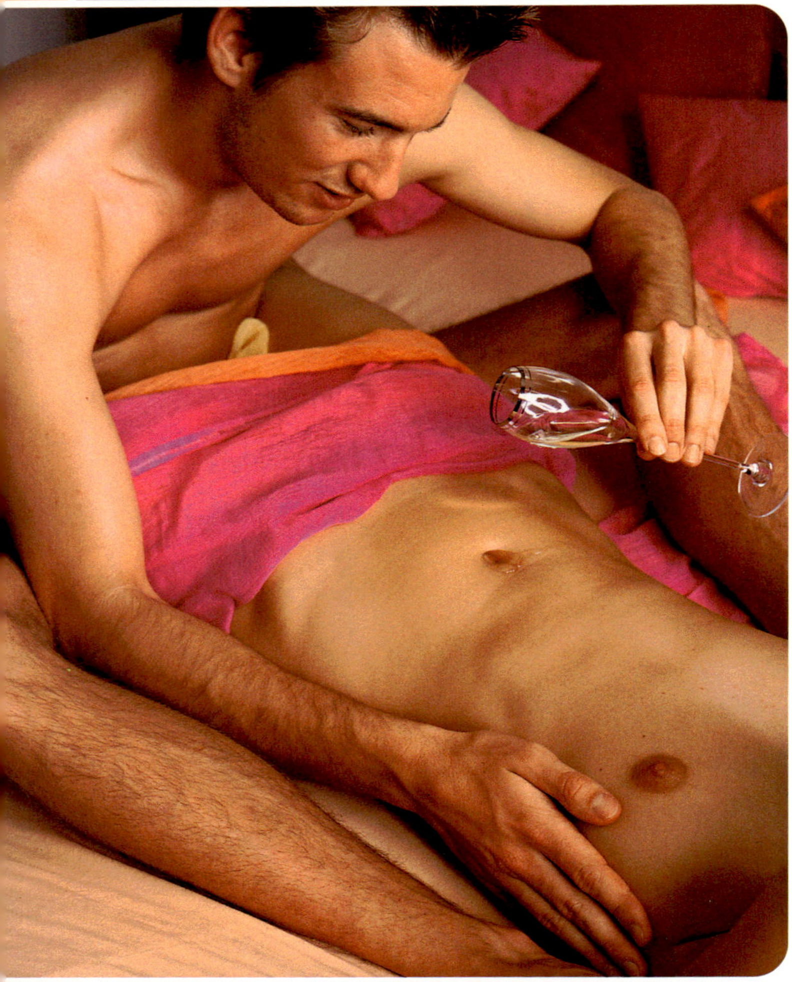

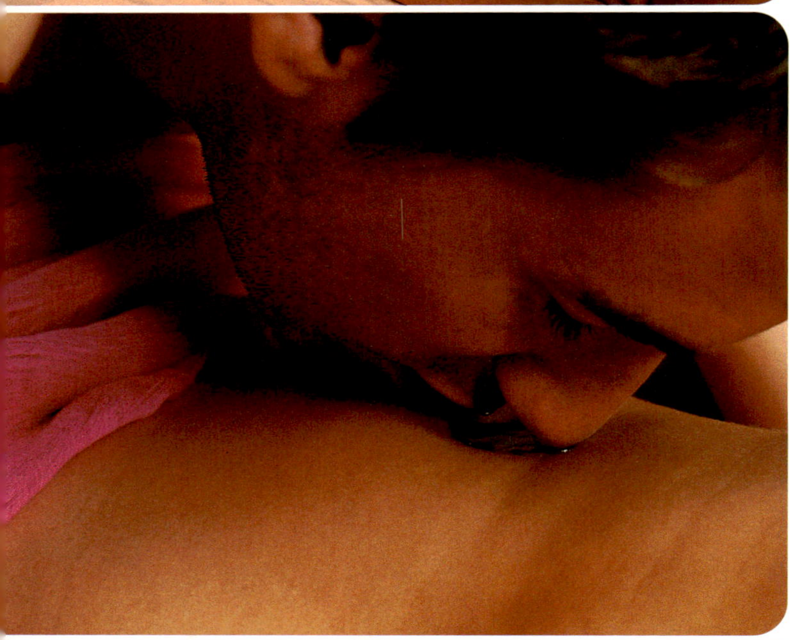

Lassen Sie Ihrer erotischen Phantasie freien Lauf: Sekt auf dem Bauch ist ein prickelnder Genuss für beide

In der Farbtherapie wird diese Farbe auch den Eierstöcken und Hoden zugesprochen. Rot schafft eine stimmungsvolle, erotisch-sinnliche Atmosphäre. Orange steht für Assoziationen mit positivem Lebensgefühl, etwa südliche Abendsonne oder Orangen. Diese Farbe wirkt antidepressiv, sie ist aber auch eine starke Leistungsfarbe und sollte deshalb nicht bei Stress eingesetzt werden, da sie dann zu noch mehr Druck führen kann. Sie wird allerdings auch der Erotik zugeschrieben. Organisch wird sie den Nebennieren zugeordnet und bei Frauen den Eileitern und der Gebärmutter. Gelb steht für Offenheit, Heiterkeit und innere Strahlkraft. Die Farbe weckt Leichtigkeit, kann Verhärtungen lösen und hilft, unbewusste Teile der Psyche zu erhellen. Gelb hat auf viele Organe eine heilende Wirkung, insbesondere auf die Bauchspeicheldrüse. Gelb steigert den Stoffwechsel und ist sehr wohltuend für den Solarplexusbereich.

Liebe geht durch den Magen

Stellen Sie sich ein Tablett mit Früchten, etwa Erdbeeren, Feigen oder Bananen ans Bett. Vielleicht eine Flasche Sekt oder Champagner im Eiskübel (so haben Sie gleich Eiswürfel für weitere aufregende Spiele ...). Sie können sich zwischendurch gegenseitig sinnlich füttern, die Früchte vom Bauch lecken oder knabbern, lassen Sie Ihrer erotischen Phantasie freien Lauf. Vielleicht probieren Sie die spielerische Bauchmassage mit Erdbeermus oder Honig aus (→ Seite 78) oder verwöhnen Ihre Liebste mit einer Venus-Honig-Massage für den Brustbereich (→ Seite 83). Sie können einen Verwöhnabend auch mit einem romantischen Essen bei Kerzenlicht beginnen und kleine Liebesspeisen und Getränke mit großer aphrodisierender Wirkung servieren. Wie wäre es etwa mit „Olivenkaviar auf Rosmarinrösti“ und einem „Ägyptischen Liebestrunk“ dazu? (→ Rezepte Seite 84). So gestärkt, können Ihre Verwöhnstunden ruhig bis in die Nacht gehen ...

Sinnliche Düfte

Mischen Sie sich gemeinsam einen schönen Duft (→ siehe Kasten), probieren Sie ruhig immer wieder etwas Neues aus und passen Sie auf, dass es nicht zu viele verschiedene Gerüche werden.

Wichtig: die Qualität

Als so genanntes Trägeröl eignet sich Jojoba-, Mandel-, Macadamianuss-, Nachtkerzen- oder Sesamöl. Achten Sie darauf, dass es sich um naturreine Pflanzenöle handelt, die Sie in Naturkostläden, Reformhäusern und speziellen Apotheken bekommen. Gute Qualität kostet ihren Preis, doch Ihre Haut wird es Ihnen danken. Die ätherischen Öle sollten ebenfalls von bester Qualität sein, denn nur hundertprozentig naturreine Öle haben eine wohltuende Wirkung auf Körper und Seele (→ Seite 87-91).

Die Duftrichtungen

Ätherische Öle lassen sich einteilen in:

- frische Zitrusnoten wie Bergamotte, Clementine, Mandarine, Orange und Zitrone
- erotische Blütendüfte wie Jasmin, Mimose, Rose, Rosengeranie, Tuberrose, Osmanthus und Ylang Ylang
- sinnliche Gewürznoten wie Kardamom, Koriandersamen, Nelkenknospe, Pfeffer grün und schwarz, und Zimtrinde
- belebende oder erotisierende Kräuter wie Eisenkraut, Pfefferminze und Patschuli
- belebendes Gras wie Lemongrass und ausgleichendes wie Palmarosa
- entspannende Kräuter wie Lavendel fein und Melisse
- sinnliche Hölzer wie Oud und Sandelholz
- stärkendes Holz wie Zeder und ausgleichendes wie Rosenholz
- weiche Balsame wie Benzoe, Styrax und Weihrauch sowie
- sinnliche Extrakte wie Honig, Kakao und Vanille.

Tipp

EROTISCHE MISCHUNGEN

EROS
Stark sinnlich stimulierend
100 ml Mandelöl
5 Tropfen Sandelholz
3 Tropfen Ylang Ylang
2 Tropfen Osmanthus

AMOR
Frischer Einstieg
50 ml Mandelöl und
50 ml Macadamianussöl
3 Tropfen Zeder
3 Tropfen Sandelholz
2 Tropfen Jasmin 4%ig
3-5 Tropfen Bergamotte

PSYCHE
Runde Sinnlichkeit mit kühler Frische
50 ml Mandelöl
50 ml Jojobaöl
1 Tropfen Patschuli
2 Tropfen Oud
2 Tropfen Mimose
2 Tropfen Tuberrose
3-5 Tropfen Eisenkraut

So mischen Sie richtig

Die Beispiele oben sind für Sie bereits erprobt. Mit mehr Erfahrung können Sie aus den genannten Ölen eigene Mischungen herstellen, die ganz Ihrem individuellen Geschmack entsprechen. Wichtig: Auf eine 100 ml Flasche bereiten Sie sich eine 0,5- bis 1%-ige Mischung vor. Das heißt, auf 100 ml Trägeröl nehmen Sie 10-20 Tropfen ätherische Öle (rund 20 Tropfen ergeben vom Gewicht her 1 ml).

Der Feel-Good-Wellness-Tag

Genießen und Genuss bereiten

Dieser Tag sollte Ihnen beiden gehören. Das heißt, es wäre schön, wenn Sie sich beim Verwöhnen abwechseln. Beginnen Sie mit einem gemeinsamen sinnlichen Bad, bei dem Sie sich schon überlegen können, wer den Anfang macht. Danach beginnt der Erste mit der zärtlichen Ganzkörpermassage.

Alles auf einen Blick

Diese Dinge sollten Sie sich noch vor dem Baden gemeinsam zurechtlegen.

Für den Raum:

- Seidenkissen, weiche Decken oder Tücher
- gewärmte Hand- und Leintücher, ein Morgenmantel wäre schön
- Blumen und Bilder fürs Auge
- ein Tablett mit frischem Obst und kleinen Snacks
- Musik zum Loslassen und Dahinschmelzen
- erotische Lektüre zum Vorlesen
- eine Duftlampe und naturreine ätherische Öle (→ Seite 63)

Für die Massage

- Seidenhandschuhe
- Federn
- Pinsel, dick und dünn
- Seidenschals oder seidige Tücher
- sinnliches Massageöl

Fürs Bad:

- Kerzen
- Badeöl oder
- Sahne und Honig
- naturreine ätherische Öle

Wohlfühloase Badezimmer

Das Gemeinschaftsbad war seit jeher mit der menschlichen Zivilisation verbunden, von den römischen Thermen übers türkische Hamam bis zur japanischen heißen Wanne. Aromatische Bäder und Körperpflegemittel wurden schon in vielen alten Kulturen angewendet und die Verschönung des weiblichen und männlichen Körpers war schon fast

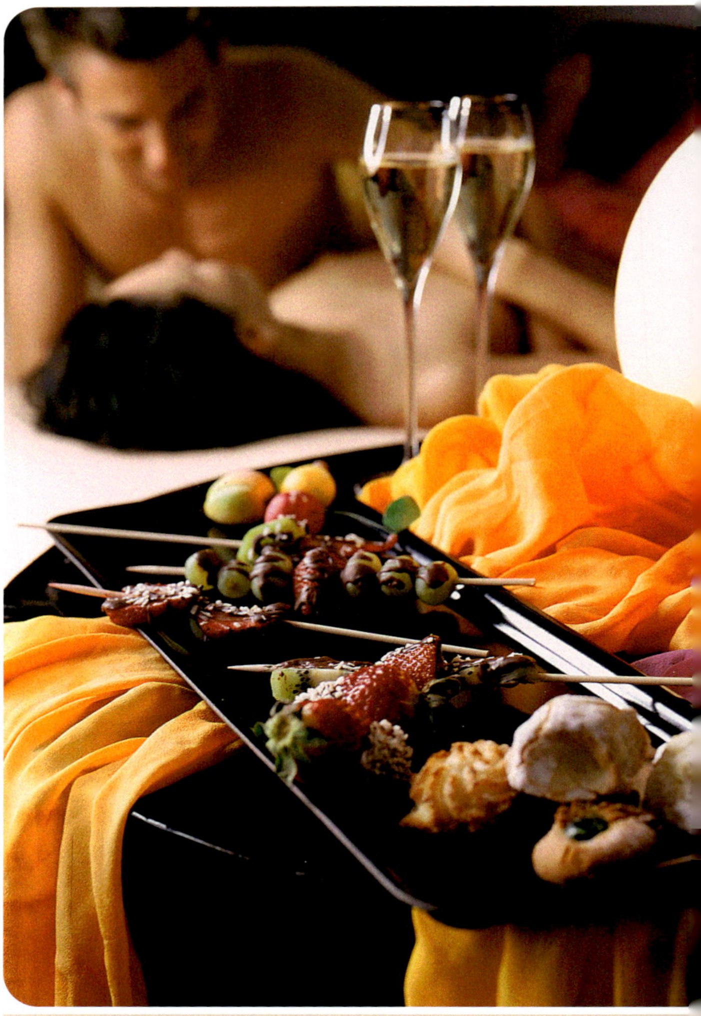

Gut vorbereitet: kleine Liebesspeisen und Getränke für zwischendurch

eine Kunstrichtung. In den Badehäusern der Antike dauerte das Baderitual oft mehrere Stunden. Nach dem Bad wurden selbst die Schamhaare eingeölt, sodass ein feiner Duft von ihnen aufstieg.
Wir wissen nicht, ob Kleopatra ihren Marcus Antonius im Bad empfangen hat. Heute können Sie aber Ihren Partner zum gemeinsamen Baden einladen. Denn das sinnliche Bad ist der richtige Einstieg, um von den Göttern „Amor und Psyche" geküsst zu werden. Nicht nur wegen des sinnlichen Genusses, den das Einatmen der Düfte bereitet, sondern auch weil das Eintauchen in heißem duftendem Wasser Stress und Spannung fortspült und so Raum für Erotik und Lust schafft.

So verwöhnen Sie Ihren Partner

➤ Sie haben vorher ausgemacht, dass Sie als Erste massieren. Mischen Sie nun aus Sahne oder Badeöl und ein paar Tropfen ätherischer Öle eine duftende Mischung fürs Badewasser. (Geben Sie ätherische Öle nie ohne Emulgator ins Wasser – das reizt die Haut.)

➤ Vermischen Sie etwa für „Aphrodites Geheimnis": 2 Tropfen Sandelholz, 1 Tropfen Neroli, 2 Tropfen Ylang-Ylang und 3-5 Tropfen Bergamotte mit 2 EL Sahne und 2 EL Honig.

➤ Eine holzig-sinnlichere Mischung ist „Venus": Dazu verrühren Sie in 20 ml Ölbad 3 Tropfen Patschuli, 2 Tropfen Jasmin 4%ig und 3-5 Tropfen Orange.

➤ Geben Sie nun Ihre duftende Mischung in das fast fertig eingelaufene Badewasser. Lassen Sie noch etwas Wasser dazulaufen.

➤ Die Kerzen sind entzündet, jetzt holen Sie Ihren Partner ab. Legen Sie ihm einen vorgewärmten Morgenmantel an.

➤ Begleiten Sie ihn in das Bad und lassen Sie ihn in das erotisch duftende Badewasser eintauchen.

➤ Seifen Sie ihn zunächst ab und genießen Sie es, seine Haut an den verschiedensten Stellen des Körpers zu erkunden. Kraulen Sie ihm ausgiebig mit Badeöl oder Seife den Rücken.

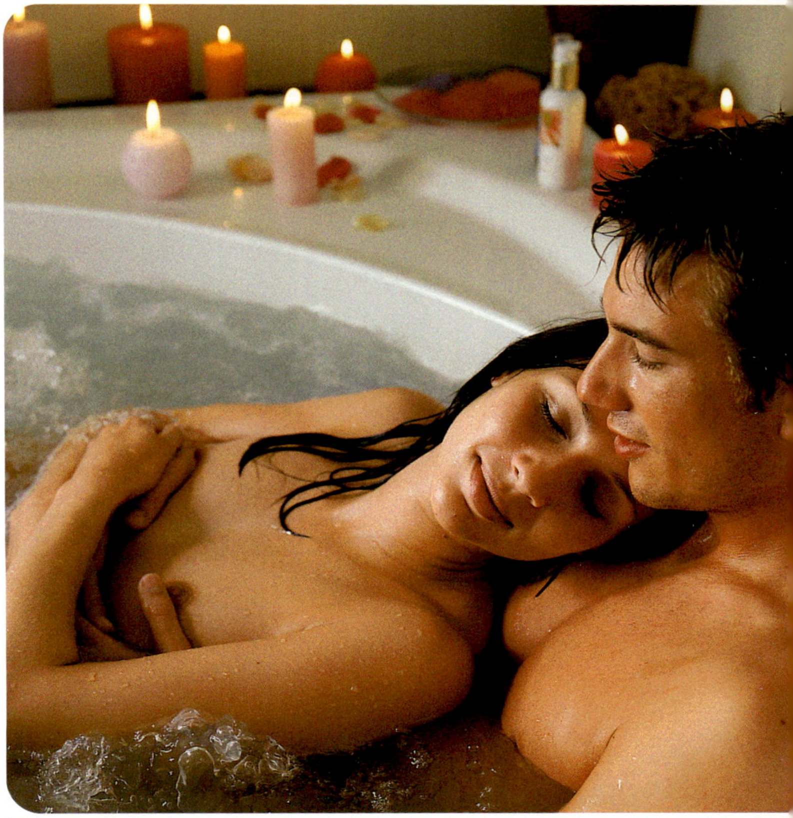

Mit einem sinnlichen Ölbad stimmen Sie sich beide auf die erotische Massage ein

➤ Auch Arme, Hände, Brustbereich und Füße wollen berührt werden. Fahren Sie mit den Fingerspitzen bis in die Vertiefungen.

➤ Nach einer Weile setzen Sie sich zu Ihrem Partner in die Wanne, je nach Größe setzen Sie sich hintereinander oder gegenüber.

➤ Berühren Sie sich nun gegenseitig zärtlich und genießen Sie das Geben und Nehmen.

➤ Dann steigen Sie aus der Wanne und trocknen sich gegenseitig ab. Legen Sie Ihrem Partner wieder den Morgenmantel an und begleiten Sie ihn ins Schlaf- oder Wohnzimmer. Sie selbst können beim Massieren Kleidung tragen oder nackt bleiben.

Die Ganzkörper-Aphrodite-Massage

Der Massageraum hat eine angenehme Temperatur, Sie haben ihn mit farbigen Seidentüchern in den Farben des Regenbogens in eine kleine Oase verwandelt, vielleicht eine Duftlampe aufgestellt. Blütenwässer aus Rose, Orangenblüte oder Sandelholz stehen bereit. Passende Kerzen, Blüten oder Bilder runden das Arrangement ab. Auf einem Tablett stehen sinnliche Ölmischungen bereit. Die Sprache bei Ihrer anschließenden Massage ist schnurren, gurren oder bei einem unangenehmen Reiz darf Ihr Partner auch leicht knurren.

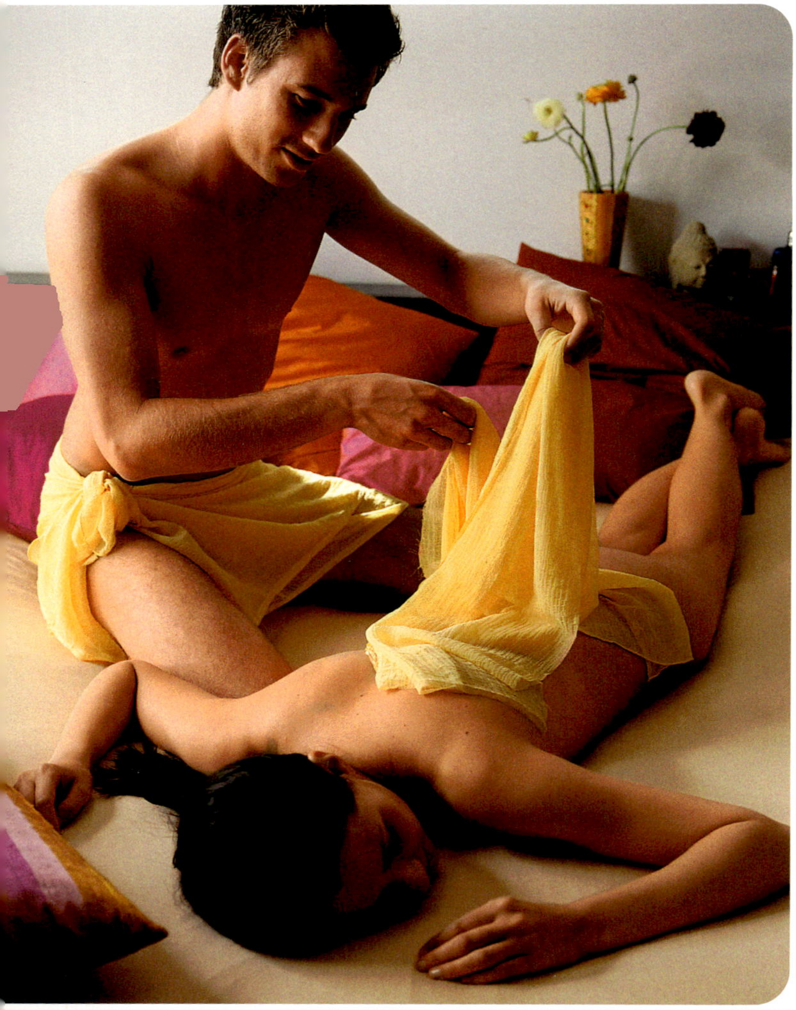

1 Lassen Sie die Seidenschals sanft von oben nach unten über den Körper gleiten

Tipp

DUFTEXPERIMENTE

Lassen Sie Ihren Partner an 3-5 Düften riechen, und er gibt Assoziationen und Gedanken kund, die ihm spontan zum Duft einfallen. In der Verdünnung können Düfte oft schmeichelhafter und feiner riechen. Pur sollte man sie auf einem Riechstreifen, Taschentuch oder Vließ riechen, damit genügend Sauerstoff besonders die starken Blüten und Holznoten umschmeichelt. Für „Anfänger" können sonst die ersten Dufteindrücke zu intensiv sein.
Die auf Seite 57 und 63 genannten Rezepturen sind oft erprobt. Die etwas Mutigeren mischen sich eigene Kreationen. Entscheiden Sie sich für 2-3 Düfte, die Ihnen gefallen. Dies kann eine schöne Entdeckungsreise vor Ihrer Massage sein.

Der Rücken: So verwöhnen Sie Ihren Partner …

➤ Legen Sie Ihrem Partner, wenn er möchte, ein Kissen unter den Kopf und lassen Sie ihn sich nackt auf der Unterlage auf dem Bauch ausstrecken.

➤ Vollziehen Sie zuerst eine Sinnesreise mit entspannender Musik und unterschiedlichen Gegenständen, um die Berührungsreize zu fordern. So ist Ihr Partner anschließend für die Massage mit den duftenden Ölen stärker sensibilisiert.

➤ Im ersten Schritt lassen Sie ihn an dem Massageöl nur riechen, sodass nicht nur sein Tast-, sondern auch sein Geruchssinn angeregt wird.

… mit Seidenschals

➤ Die taktilen Reize der Haut aktivieren Sie jetzt vom Kopf bis zum Fuß mit ein oder zwei Seidenschals oder Seidentüchern, es können auch unterschiedliche Farben sein.

➤ Fragen Sie zwischendurch, ob es sich wärmer oder kühler anfühlt. Orange und rote Töne werden meist als wärmend empfunden, gelbe, grüne und blaue Töne empfinden die meisten als kühlend. Neutrales Weiß ist ein angenehmes Fließen (→ Seite 61).
➤ Lassen Sie die Seidenschals sanft geschmeidig von oben nach unten über die Haut streifen. ❶ Berühren Sie alle Stellen, sodass ein kühler oder wärmender Hautreiz Ihren Partner durchzieht.
➤ Fragen Sie ihn, wie ihm der Sinnesreiz gefällt. Die extrasensiblen Stellen im Lendenwirbelbereich und am Po werden als besonders angenehm empfunden.
➤ Fragen Sie nach, welches Tuch sich warm oder kühl anfühlt. Vor allem, wenn Ihr Partner mit geschlossenen Augen genießt.

... mit Pinseln, Federn und Seidenhandschuhen

➤ Nach zwei bis fünf Malen mit unterschiedlichen Tüchern gehen Sie zu Federn, Rasierpinseln, Pinseln und Seidenhandschuhen über.
➤ Setzen Sie sich nun auf die linke Seite Ihres Partners. Nehmen Sie einen Rasierpinsel, und beginnen Sie an der Halswirbelsäule mit kleinen Achten über den Schulterbereich zu streichen.
➤ Zuerst streichen Sie von der Rückenmitte weg seitlich hoch zur rechten Schulter, folgen dem Schulterblatt und streichen zurück in die Mitte.
➤ Dann gehen Sie über die Wirbelsäule hinweg hinauf zur linken Schulter und folgen dem Schulterblatt wieder hinunter erneut zur Mitte. ❷
➤ Wandern Sie dann vom Nackenbereich aus den Rücken hinunter bis zur Pofalte, und legen Sie quer über den Rücken liegende Achten immer von der Mitte beginnend über die Wirbelsäule hinweg.
➤ Sie können die Achten in Kreise übergehen lassen, besonders um den Po herum, und sogar mit zwei Pinseln gleichzeitig arbeiten.
➤ Legen Sie einen Pinsel wieder zur Seite und streichen Sie mit dem anderen Pinsel die Arme und Hände in längs liegenden Achten vom Schulterbereich bis zu den Unterarmen und Händen hinunter.
➤ Dies vollziehen Sie in lang gezogenen und ausgedehnten Strichen bis in die Fingerspitzen und wieder hinauf zum Schulterbereich.
➤ Wechseln Sie nach einer Weile den Arm, und setzen Sie sich dafür um.
➤ Fragen Sie Ihren Partner, wie ihm der Rhythmus der Bewegung gefällt – es sollte nicht zu schnell und nicht zu langsam sein.
➤ Umkreisen Sie nun in kleinen Achten die Wirbelsäule von der Halswirbelsäule bis zur Pofalte hinunter.
➤ Nehmen Sie immer zwei Wirbel als Ausgangsbasis, die Sie in aufrechter Form umkreisen, und immer einen Wirbel weiterwandern bis hinunter.
➤ Im Kreuzbeinbereich legen Sie auf beiden Seiten die liegenden Achten, hier können Sie wieder mit zwei Pinseln gleichzeitig arbeiten. Verweilen Sie in diesem sensiblen Bereich eine Weile.
➤ Umkreisen Sie den Po wieder mit einem Pinsel, und fahren Sie dann in ausgedehnten Achten an der Außenseite des linken Oberschenkels zur Kniekehle und über die Unterschenkel bis zu den Außenknöcheln hinunter. ❸

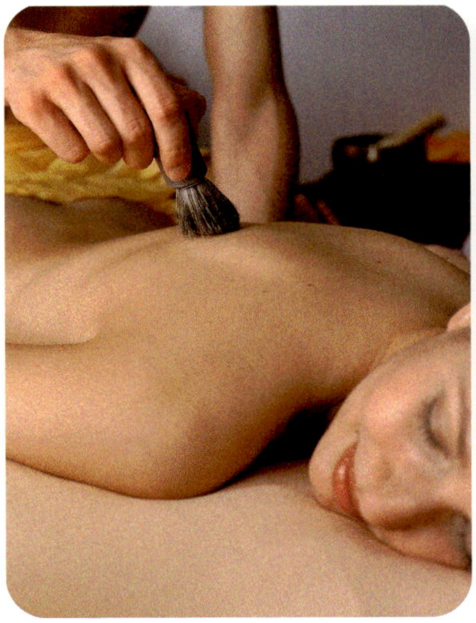

2 Über die Wirbelsäule hinweg zur Schulter hochstreichen

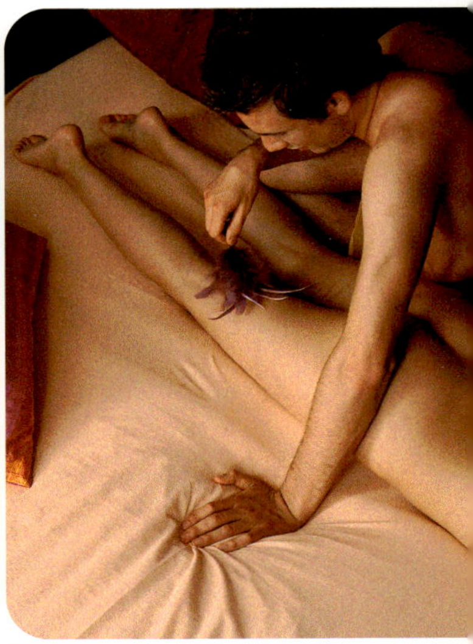

3 Vom Po bis zu den Knöcheln streichen

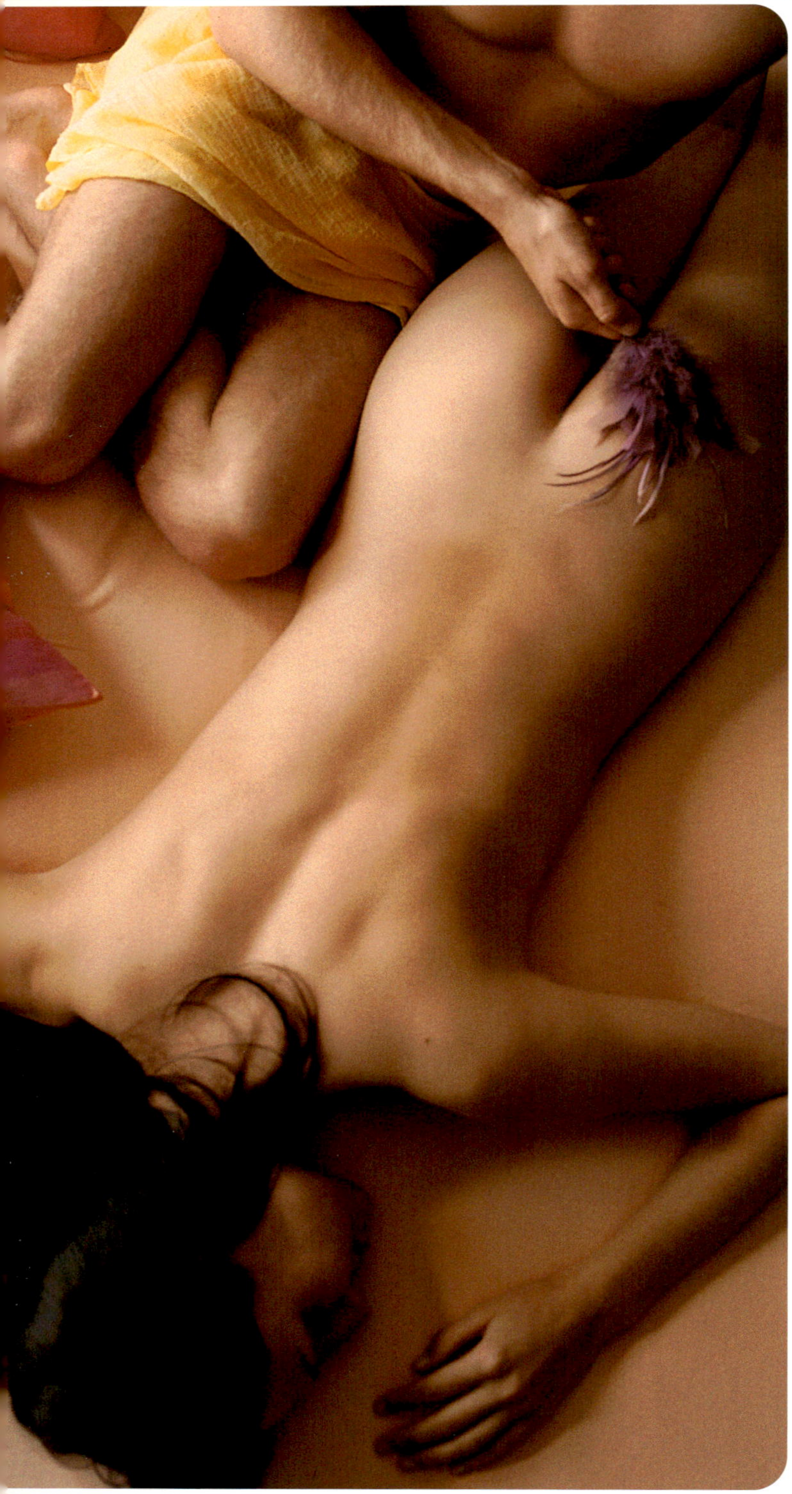

^ Variieren Sie mit Federn, Pinseln und Seidenhandschuhen – was gefällt Ihrem Partner am besten?

➤ Mit zwei Pinseln fahren Sie die Innenschenkel von unten nach oben in liegenden Achten hoch. Mit einem Pinsel wieder das rechte Bein außen hinunter.
➤ Dann wieder innen hoch und hinunter pinseln. Am Ende beide Innenfußknöchel umkreisen und zart über die Fußsohle bis zu den Zehenspitzen streichen.
➤ Jetzt nehmen Sie Federn oder Seidenhandschuhe und gehen die einzelnen Schritte im Detail nochmals durch, wie zuvor mit dem Pinsel beschrieben.

... mit den Händen

➤ Der Körper ist jetzt auf die etwas vertiefende Massage mit den Händen wunderbar vorbereitet. Sie können die Rückseite Ihres Partners nun mit Daumen, Fingerspitzen oder Handballen in genau derselben Weise behandeln, wie zuvor beschrieben.
➤ Wichtig ist jetzt, dass Sie mit genügend Öl arbeiten, sodass eine gleitende rhythmische Bewegung entstehen kann.
➤ Im Einzelnen können Sie an den Stellen, die besonders sensitiv sind, wie der Kreuzbeinbereich, etwas ausführlicher und nach und nach tiefer massieren. Ihr Partner wird es genießen.

Bauch und Brust:
So verwöhnen Sie Ihren Partner ...

Nach dieser ausführlichen Rückenbehandlung, dreht sich Ihr Partner um. Die Vorderseite ist besonders bei der Frau sehr sensibel. Die meisten mögen es deshalb, wenn sie anfangs einen dünnen Schal über Genital- und Brustbereich gelegt bekommen. Fragen Sie nach, wie Ihr Partner es gerne hätte.

... mit Seidenschals

➤ Beginnen Sie wieder, mit Seidenschals den Körper zu überziehen, gleiten Sie über Beine und Arme und über die besonders sensiblen Stellen der Brust und des Genitalbereichs.
➤ Zwischen den Beinen lassen Sie die Tücher besonders zart über die Haut Ihres Partners gleiten.

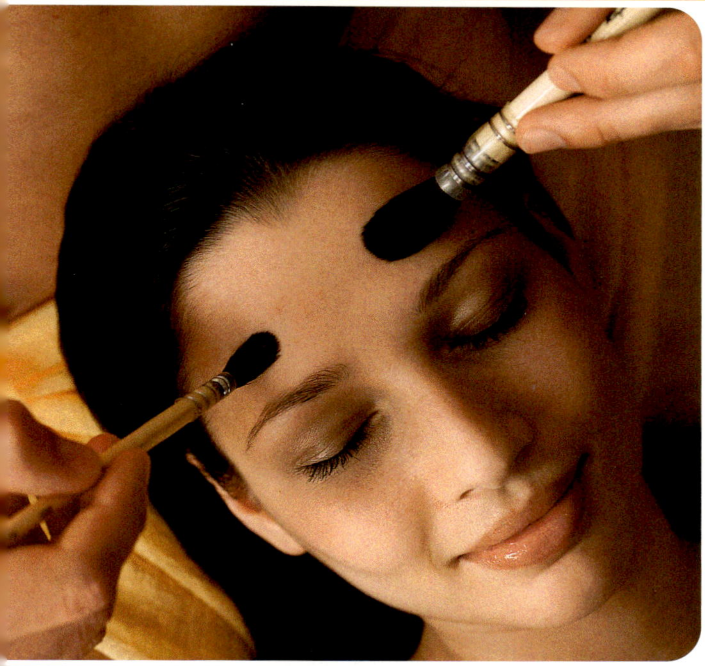

1 Streichen Sie mit zwei Pinseln abwechselnd von der Mitte der Stirn nach außen

➤ Wenn Ihr Partner wieder die Augen schließt, kann er Ihnen vielleicht sagen, ob Sie wärmende oder eher kühlende Schals verwenden. Die Erregungsphase lässt sich so länger hinausziehen.

... mit Pinseln, Federn und Seidenhandschuhen

➤ Setzen Sie sich jetzt an das Kopfende Ihres Partners und pinseln Sie mit zwei Pinseln von der Stirnmitte nach außen in Richtung Haaransatz.

➤ Ziehen Sie die Pinsel mehrmals von der Mitte nach außen. Einer bleibt dabei stehen und der andere wandert bereits zurück in die Mitte der Stirn, der andere folgt wiederum. ❶

➤ Dann streichen Sie um die Augen, über die Wangenknochen herum den Nasenrücken nach oben und wieder zurück über die Stirn. Wiederholen Sie diese Bewegung mehrmals.

➤ Streichen Sie dann zunächst oberhalb der Oberlippe und dann zwischen Unterlippe und dem Kinn von der Mitte weg zum Kiefer hin.

➤ Streichen Sie nun in kleinen kreisenden Bewegungen an den Seitensträngen des Halses entlang zur Schulter hinunter bis zum Schlüsselbein und über das Dekolleté von der Mitte nach außen.

➤ Wenn Ihr Partner diese Striche als sinnlich stimulierend empfindet, können Sie alles mit Rasierpinsel, Federn und Seidenhandschuhen wiederholen. Sie können auch gerne eines auslassen und weitermachen.

➤ Umkreisen Sie jetzt die Brust, sowohl rechts als auch links mit der Bewegung der liegenden Acht.

➤ Oder Sie kreisen gleichzeitig um die Brüste von der Mitte weg nach außen mit den Pinseln, Federn oder Seidenhandschuhen. ❷

➤ Fahren Sie den rechten Arm in ausgedehnten, lang gezogenen Kreisen von der Schulter bis zu den Fingerspitzen hinunter und wieder hinauf.

➤ Nach einer Weile setzen Sie sich um und wiederholen das Kreisen am linken Arm.

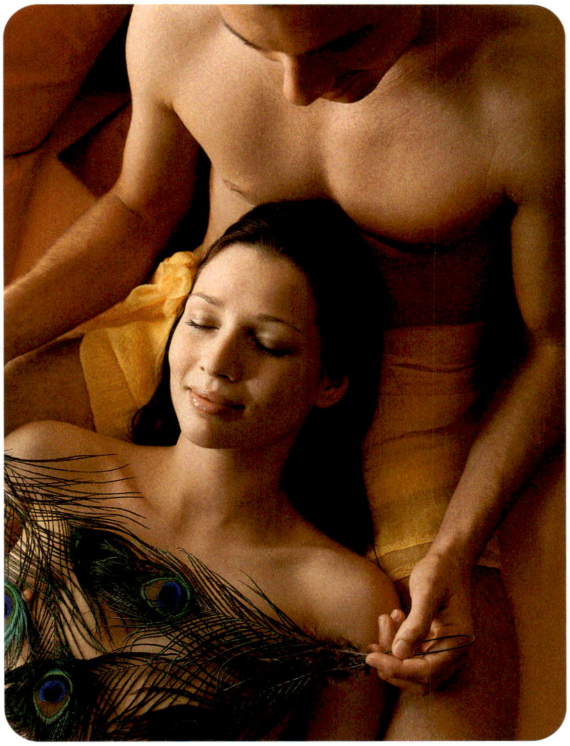

2 Umkreisen Sie die Brüste mit Pinseln oder Federn

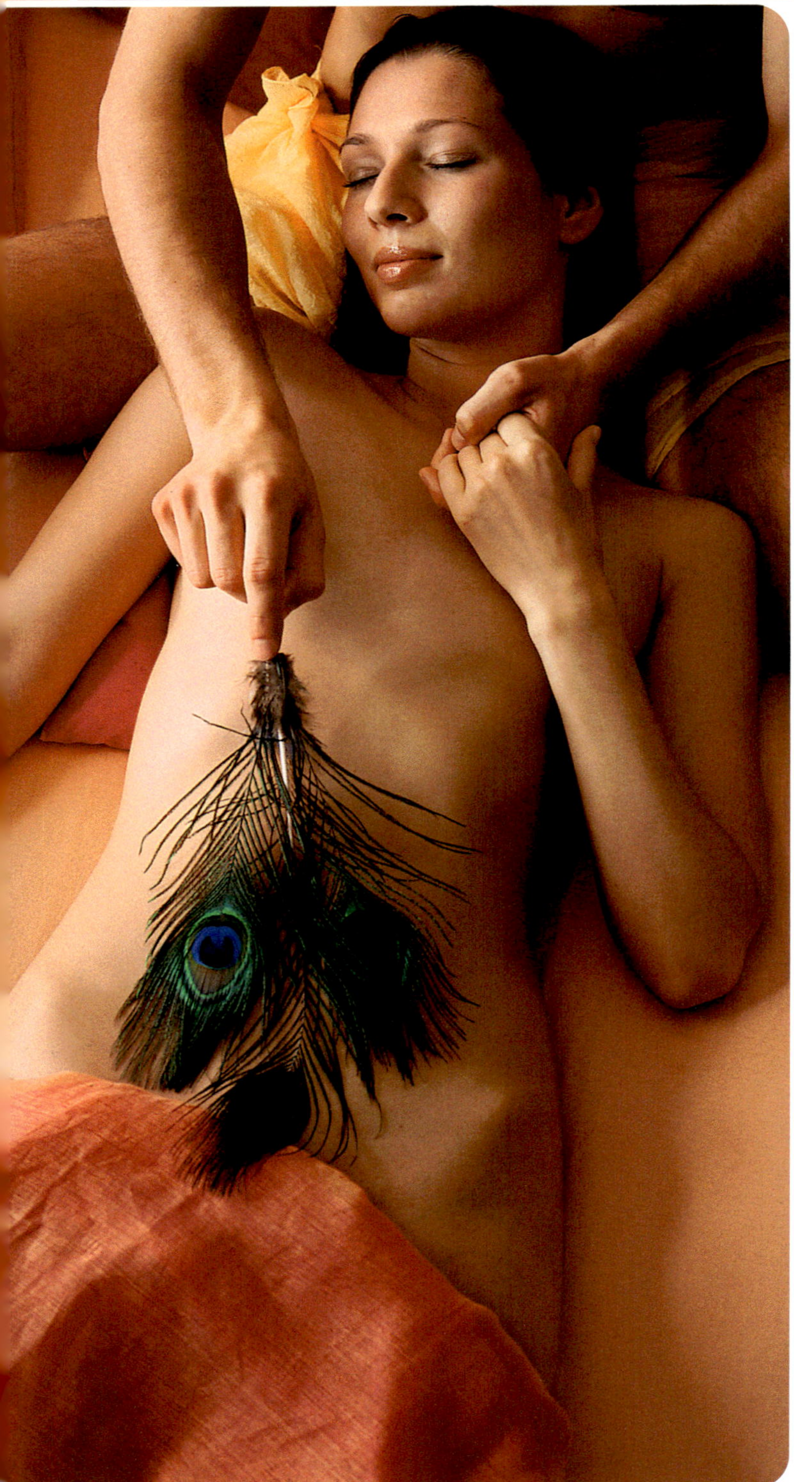

1 Fahren Sie mit der Feder zärtlich über den Leistenbereich zum Schamhügel hinunter

➤ Wenden Sie sich jetzt dem Solarplexus in der Körpermitte, dem Bauchbereich um den Nabel herum zu. Dieser wird mit Kreisen im Uhrzeigersinn umfahren.

➤ Gehen Sie nun tiefer, und streicheln Sie ganz sanft und langsam den Leistenbereich, Schamhügel oder Penis. Nehmen Sie dafür Federn oder Pinsel. Hier ist jede Berührung stark erregend, dennoch kann es eine wertvolle Sinneserfahrung sein, dem Massagefluss zu folgen, ohne gleich den Liebesakt zu vollziehen. Vielmehr steigert das Streicheln die Lust noch. ❶

➤ Streichen Sie weiter über die Beine hinunter bis zu den Zehenspitzen. Wiederholen Sie dieses Streicheln mehrere Male.

➤ Legen Sie dann wieder mit Pinsel oder Federn die liegenden Achten erst außen, dann innen und dann an beiden Beinen gleichzeitig außen und innen. Wiederholen Sie auch diese Bewegung mehrere Male.

➤ Legen Sie auch um die Füße herum Achten. Am Ende ziehen Sie die Federn über die Füße hinweg.

... mit Händen und Armen

➤ Jetzt ist Ihr Partner für die vertiefte Massage mit dem duftenden Massageöl bestens vorbereitet.

➤ Die zuvor erwähnten Schritte können Sie jetzt in sanften, kreisenden Massagegriffen ausführen. Sie können allerdings auch nur Teile aus der Massage nehmen.

➤ Am Ende ziehen Sie jeden Zeh einzeln ganz sanft aus. ❷

➤ Halten Sie zum Schluss beide Hände wärmend über die Füße. Ihre Fingerspitzen zeigen dabei Richtung Beine oder können zur Seite ausgleiten.

➤ Wollen Sie das wohlige Schnurren oder Stöhnen noch verstärken, treten Sie nach der Behandlung hinter Ihren Partner ans Kopfende.

➤ Geben Sie nochmals Massageöl auf Ihre Unterarme und Hände und massieren Sie jetzt mit der gesamten Unterseite der Unterarme in liegenden Achten vom Lendenwirbelbereich nach oben und nach außen, sodass ein wohltuender Zug von der Rückenmitte her entsteht. ❸

➤ Führen Sie diese Bewegung mehrmals aus. Das ist eine herrliche Abrundung der erotischen Ganzkörpermassage.

Und danach?

Jetzt ist eine kleine Pause oder ein weiterer Höhepunkt angesagt. Nach diesem Sinnesrausch genießen Sie Ihre gemeinsame Liebesenergie. Oder Sie teilen ein Glas Champagner, Sekt, ein aromatisches Liebeselixier, einen kleinen Snack zur Stärkung der körperlichen und geistigen Kräfte (→ Seite 86). Vielleicht sind Sie schon bereit, auch Ihrem Partner diese prickelnde Massage zu geben. Oder Sie haben Lust auf die folgende erotische Variante ...

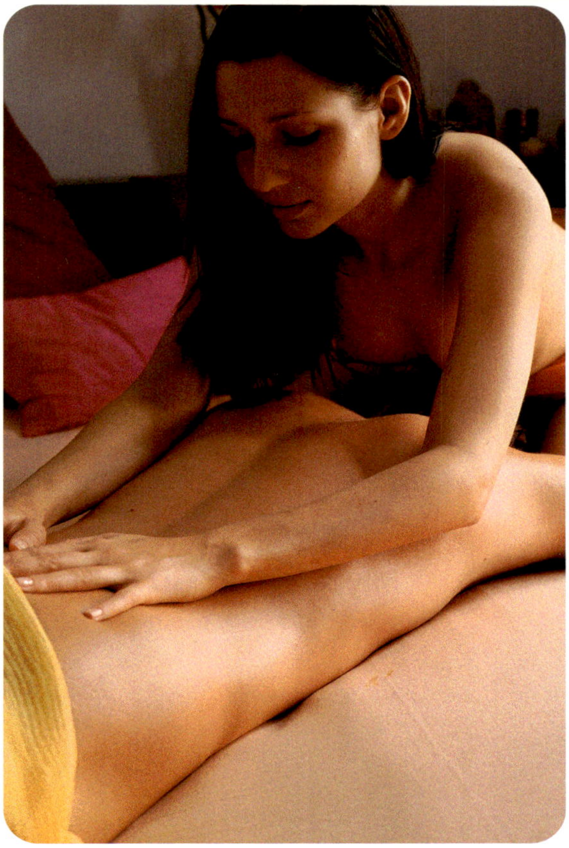

3 Massieren Sie mit Unterarmen und Händen vom Lendenwirbelbereich nach oben

Körper auf Körper

Dies ist eine wunderbare Variante der vorherigen Massage, denn hier können Sie nicht nur die Hände, sondern Ihren ganzen Körper sprechen lassen. Spielen Sie mit der Phantasie und die erotische Partnermassage wird zum wahren Vergnügen. Der Tastsinn tritt ganz von selbst in den Vordergrund, wenn Sie mit geschlossenen Augen genießen und die Massage auch mit Sex enden darf. Die Frau erregt ihren Partner sehr leicht, wenn sie ihre Brustwarzen über seinen Körper gleiten lässt. Aber auch die Berührung mit Haaren, Zunge und Lippen, selbst der Atem des Partners, wird zur prickelnden Erfahrung. Duftendes Massageöl wie Eros (→ Seite 63) verleiht ein sinnliches Feuer, vor allem, wenn Sie es angewärmt auf Ihrem ganzen Körper verteilen. Servieren Sie dazwischen anregende Tees wie Eisenkraut, Roibusch oder Grünen Tee, Mineralwasser oder einen stimulierenden Aroma-Vital-Drink (→ Rezept Seite 86).

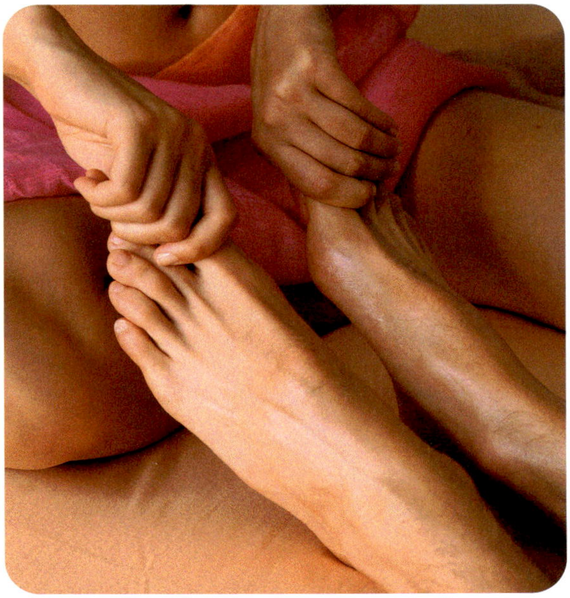

2 Ziehen Sie jeden Zeh einzeln aus – ganz sanft

So verwöhnen Sie Ihren Partner

➤ Reiben Sie sich gut mit dem Öl ein, sodass Sie als Massierender gut gleiten.

➤ Ihr Partner liegt auf dem Bauch mit über dem Kopf ausgestreckten Armen.

➤ Legen Sie die Hände neben seine Beine. Und lassen Sie sich dann mit der Brust auf seine Oberschenkel hinunter sinken.

➤ Stützen Sie sich mit den Armen ab und gleiten Sie langsam den Körper Ihres Partners hinauf. ❶

➤ Kommen Sie schließlich mit dem Bauch auf seinem Lendenwirbelbereich in Löffelstellung zum Liegen.

➤ Jetzt lehnen Sie sich auf die Unterarme und drehen sich um die Achse erst 40, dann 90 Grad. Dabei streicheln Sie das Gesäß und den unteren Rücken Ihres Partners mit Ihrem Bauch. ❷

➤ Kommen Sie wieder zurück und legen Sie sich mit dem ganzen Körper und ausgestreckten Armen ein paar Minuten lang auf Ihren Partner. Das erzeugt ein sehr angenehmes, wohliges Körpergefühl. Wenn Sie etwas zu schwer sind, stützen Sie sich dabei mit den Unterarmen ab.

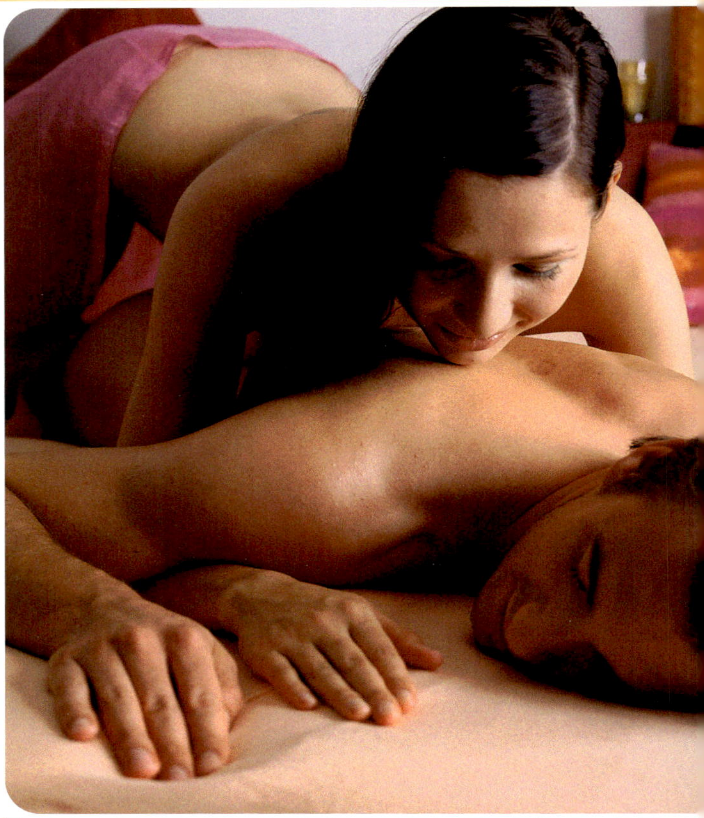

1 Gleiten Sie langsam und ausgedehnt den Körper Ihres Partners hinauf

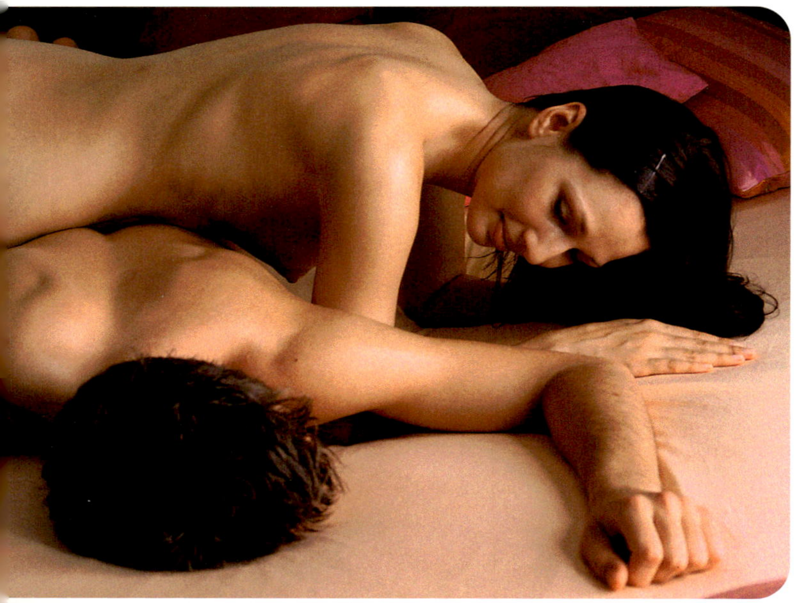

2 Streicheln Sie Gesäß und unteren Rücken Ihres Partners mit Ihrem Bauch

➤ Beginnen Sie nach einer Weile auf dem Rücken und dem Gesäß etwas hin und her zu gleiten.

➤ Sie können auch mit Ihren Lippen und der Zunge den Schulterbereich mit Küssen bedecken und dabei langsam weiter nach unten wandern.

➤ Kommen Sie allmählich über die Unterarme hoch, und nehmen Sie nochmals genügend duftendes Massageöl auf die Hände.

➤ Massieren Sie den Po und den Lendenwirbelbereich Ihres Partners ausgiebig.

➤ Danach setzen Sie sich rittlings auf den Po Ihres Partners. Nehmen Sie sein Gesäß zwischen Ihre Oberschenkel und stützen Sie sich mit Ihren Händen und Füßen ab.

➤ Gleiten Sie nun mit Ihrem Po über den Po Ihres Partners und den gesamten unteren Rückenbereich hinauf. ❸

➤ Fragen Sie ihn, wie angenehm oder lustvoll diese Variante ist. Wiederholen Sie diese ein paar Mal. Sie können jetzt tauschen und sich selbst auf diese Art und Weise massieren lassen.

Zärtlicher Abschluss

Bei dieser Variation der erotischen Massage zählt nicht nur Einfühlungsvermögen, sondern vor allem die Lust, auf eine Entdeckungsreise über den Körper des Partners zu gehen. Danach sollten Sie kleine aromatische Köstlichkeiten wie Fingerfood zu sich nehmen, die sie vorher bereitgestellt haben. Vielleicht legen Sie sich danach unter eine kuschelige Seidendecke und geben sich zu verstehen, was Sie nach dieser ausgedehnten Massage wünschen. Der hektische Alltag ist vergessen, Entspannung und Loslassen ist angesagt.

Intimität auf allen Ebenen

Verwöhntage dieser Art haben den Vorteil, dass Sie den Körper Ihres Partners ausgezeichnet kennen lernen und auf liebevolle Weise Vorlieben und Wünsche entdecken. Sie bauen dadurch gegenseitig Vertrauen auf, dies wiederum löst die Zunge, so dass Sie vielleicht bereit sind, über die gut verborgenen Geheimnisse Ihrer Seelen zu sprechen. Ermuntern Sie Ihren Partner, seine Phantasien und Wünsche mitzuteilen, vielleicht sogar einmal etwas auszusprechen, was er sich nicht so leicht traut. Genießen Sie es, miteinander zu schlafen. Danach direkt eine zweite Massagesequenz anzuschließen, passt oft nicht. Deshalb ist der Partner eventuell erst das nächste Mal dran. Das ist nicht weiter schlimm, wenn Sie beide darauf achten, dass es nicht einseitig wird, und Sie sich immer wieder gegenseitig abwechseln. Es ist sinnvoller, dass Sie Ihre Beziehung pflegen und einander ein „Zeitgeschenk" geben, als nur Erwartungen zu hegen. Denn wie hat Goethe schon so treffend bemerkt: „Lieben belebt", und dies hat immer etwas mit Geben und Nehmen zu tun.

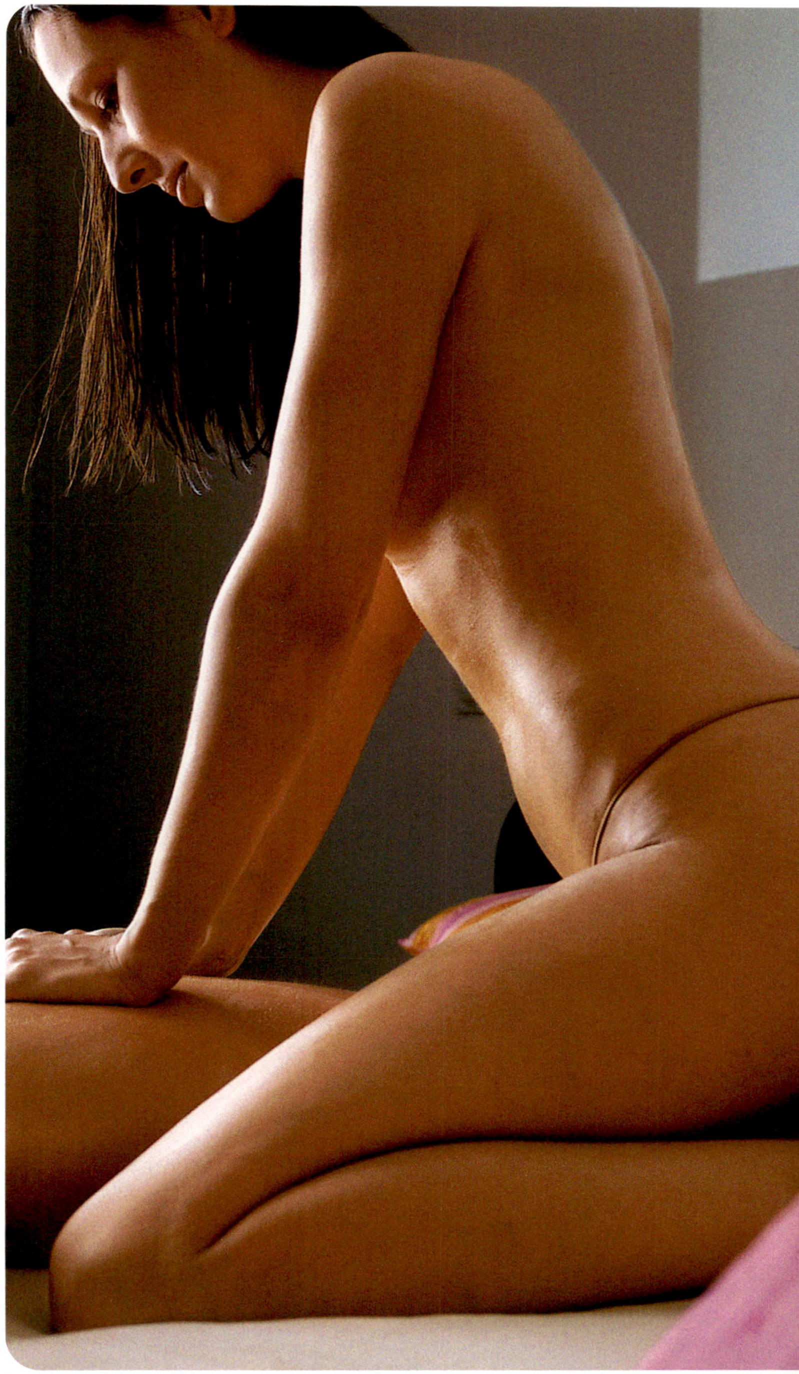

3 Gleiten Sie mit Ihrem Po über das Gesäß Ihres Partners und den unteren Rückenbereich hinauf

Eine Stunde Zeit für Sie und Ihn

In der Kürze liegt die Würze ...

Bevor Sie immer wieder einen ganzen Massagetag planen und diesen dann aus tausend Gründen, die im Alltag nun mal entstehen, verschieben und nochmals verschieben müssen, nehmen Sie sich einfach nur eine Stunde Zeit. Schon in Kapitel eins wurde deutlich, dass bereits zehn Minuten, die Sie einander zärtliche, bewusste Berührungen schenken, eine Beziehung reicher und tiefer machen können (→ Seite 8). Alle folgenden Massagen und spielerischen Variationen dauern, wenn Sie sich genau an die Anleitung halten, mitsamt der Vorbereitung rund eine Stunde. Wenn dann aus der eingeplanten Stunde, die Sie bestimmt eher im Lauf eines Wochenendes unterbekommen, mehr wird – umso besser. Denn wie sehr Sie dabei variieren, während der Massage schon Zärtlichkeiten austauschen oder sich hinterher noch miteinander beschäftigen, bleibt ja Ihnen beiden überlassen ...

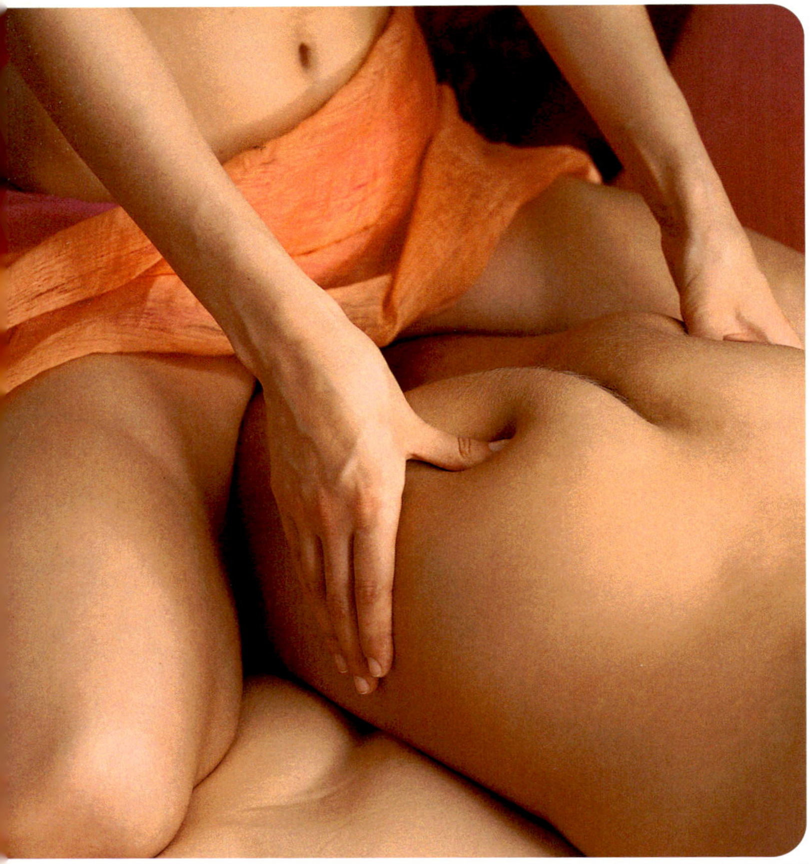

Die erotisierenden Zonen im Pobereich werden mit Handballen und Daumen besonders gut stimuliert

Genussvolle Po- und Lendenwirbelmassage

Bei der folgenden Massage wenden Sie sich mit dem Lendenwirbel- und Gesäßbereich besonders erotisierenden Zonen zu. Sie massieren dabei mit den Fingerspitzen, den Daumen und dem Handballen, der in der Reflexzonenmassage „Venushügel" genannt wird und der dem Schamhügel ähnelt. Besonders das Gesäß wird mit diesem Hügel massiert, um die dort liegenden sexuellen Stimulationspunkte (→ Seite 31, 32) anzuregen.

Die Vorbereitung

Heizen Sie den Raum wie immer gemütlich warm vor, und legen Sie außerdem zwei Federn und einen Pinsel bereit. Angewärmte Decken und Tücher unterstreichen das sinnliche Vergnügen. Verwenden Sie aus den Ölmischungen eine, die Sandelholz oder Jasmin enthält. (→ Seite 57, 63).

So verwöhnen Sie Ihren Partner ...

➤ Ihr Partner liegt bequem auf dem Bauch und hat die Arme auf der Seite ausgestreckt.

... mit den Händen

➤ Sie sitzen auf seiner linken Seite. Legen Sie Ihre Handflächen auf seinen Rücken, um sich auf die Massage und den Körper des Partners einzustimmen.
➤ Nehmen Sie nun genügend Öl, und verteilen Sie es über den gesamten Rückenbereich.
➤ Fragen Sie nach, wie angenehm der Druck Ihrer Hände und die Wärme des duftenden Öls ist.
➤ Fahren Sie nun mit zarten Strichen der Fingerspitzen von der Lendenwirbelgegend nach oben zum Halsansatz und über die Arme und Hände bis zu den Fingerspitzen Ihres Partners hinunter.
➤ Diese Striche ziehen Sie immer wieder entlang der Rückenstrecker an der Lendenwirbelsäule beginnend nach oben.
➤ Fahren Sie mit den Fingerspitzen in Wellenlinien rechts von der Wirbelsäule beginnend nach außen und von außen wieder zur Wirbelsäule zurück, den gesamten Rücken nach oben. Dann auf der linken Seite wiederholen.
➤ Danach lassen Sie die Fingerspitzen gleichzeitig oder nacheinander von unten nach oben über den Rücken gleiten. Dieses fließende Gefühl wirkt auf Ihren Partner äußerst erregend.
➤ Verweilen Sie dann im Bereich der Lendenwirbelsäule und legen Sie die Hände mit den Daumen nebeneinander. Auf der Höhe des Nabels befindet sich der Bereich, der nach östlicher Weisheit sinnlich stimulierend wirkt (→ Seite 31).
➤ Kreisen Sie mit dem Daumen über die gesamte Zone und variieren Sie dabei die Druckstärke. Fragen Sie Ihren Partner, wie er es gerne mag oder achten Sie einfach nur auf sein wohliges Stöhnen, und variieren Sie dann entsprechend.
➤ Wiederholen Sie das Kreisen in diesem Bereich mehrere Male.
➤ Sie können dazwischen natürlich auch Ihre Lippen oder die Zunge über diese Zone kreisen lassen oder mit Pinsel, Rasierpinsel oder Federn arbeiten, so entsteht eine zart unterstreichende Liebkosung.

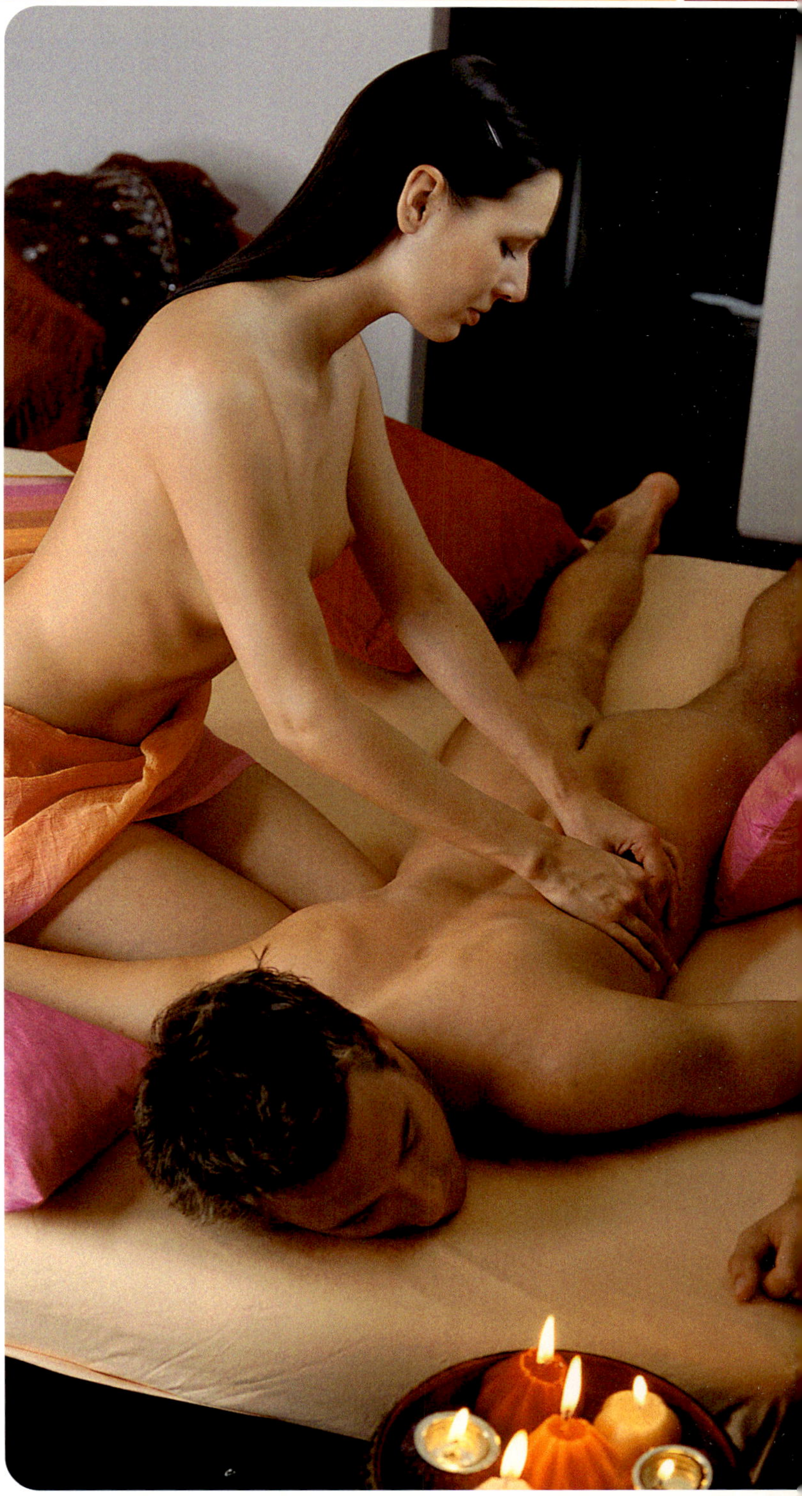

∧ Fahren Sie mit den Fingerspitzen in Wellenlinien von außen zur Wirbelsäule und wieder zurück: Ihr Partner genießt die erregende Bewegung

➤ Dann vibrieren Sie ein wenig mit den Handflächen auf dem Punkt in Höhe des Nabels. ❶
➤ Legen Sie nun Ihre Handballen auf das Gesäß Ihres Partners und massieren Sie in leichten, nach außen gehenden Kreisen den gesamten Bereich. ❷
➤ Fragen Sie nach, wie tief Sie gehen können. Ihr Partner empfindet das in die Tiefe Kreisen in dieser Gegend sicher als äußerst wohltuend. Verweilen Sie hier eine Weile, und lassen Sie sich Zeit.
➤ Schließen Sie einen „Katzenpfotengriff" an das Kreisen an. Das heißt, Sie arbeiten sich mit beiden Handballen abwechselnd rechts-links sanft wie eine Katze tretend von unten nach oben bis zur Kreuzbeinregion hoch.
➤ Der linke Handballen drückt dabei auf die linke Pobacke und der rechte Handballen auf die rechte. Im Wechsel wird immer eine Pobacke gedrückt. ❸
➤ Kneten und streicheln Sie dann mit lang gedehnten zärtlichen Bewegungen das Gesäß. Hier sitzen sehr viele Spannungen, die mit diesen Griffen leicht gelöst werden können.
➤ Führen Sie diese Bewegungen einige Minuten durch. Fragen Sie Ihren Partner, wie tief der Druck sein darf.
➤ Nehmen Sie jetzt die Pobacke der linken Seite und führen Sie Wellenbewegungen erst entlang der Meridianpunkte (→ Seite 32) durch, indem Sie mit dem linken Daumen gegen die rechte aufgestellte Handfläche eine Welle schieben. ❹ Danach folgt der Wechsel.

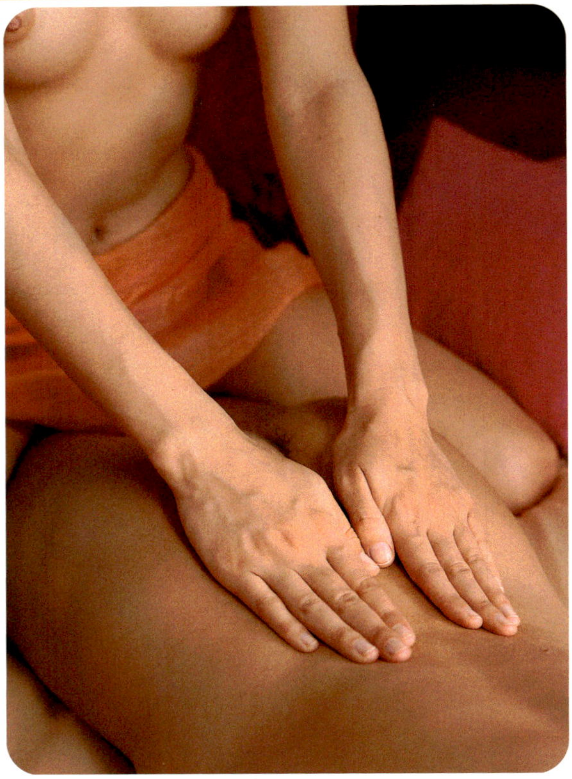

1 Vibrieren Sie mit den Handflächen auf der Höhe des Nabels

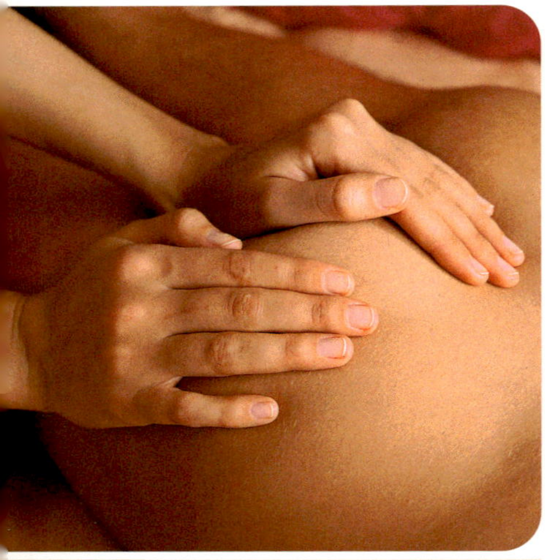

2 Mit den Handballen über den Po kreisen

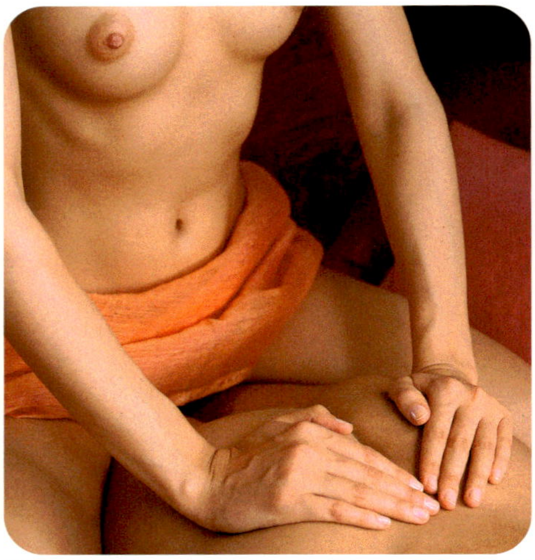

3 Im Wechsel die Pobacken drücken

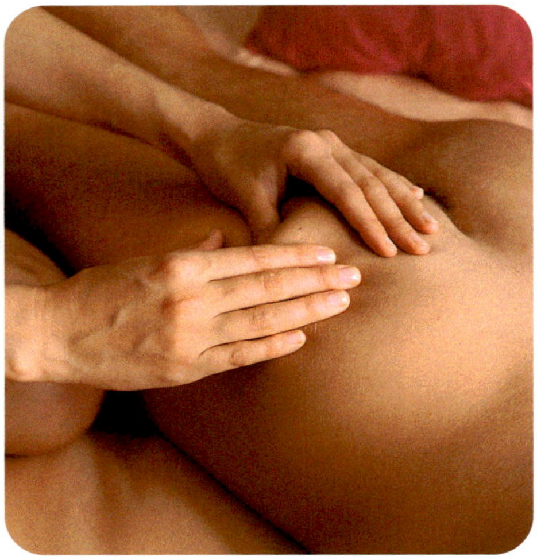

4 Linken Daumen gegen rechte Handkante schieben

➤ Nun schieben Sie mit dem linken Daumen gegen die rechte Handkante. Dabei entsteht mit dem fließenden Wechsel Ihrer Hände eine Wellenbewegung, die sich vom äußeren Beckenbereich bis zum Kreuzbein schlängelt. ❺

➤ Durchpflügen Sie beide Pobacken in derselben Weise. Sie wechseln für die andere Pobacke die Seite oder setzen sich rittlings auf die Oberschenkel, je nach Gewicht.

... mit Federn und Pinseln

➤ Nehmen Sie nun zuerst Feder und dann Pinsel, und ziehen Sie diese die Wellenlinien entlang, die Sie zuvor malten. Ihr Partner wird ein prickelndes Erschauern spüren.

➤ Malen Sie oberhalb der Pofalte im Bereich des Kreuzbeins erst mit Feder und danach mit Pinsel mehrere liegende Achten. Das erzeugt ein wunderbar entspannendes und zugleich erregendes Gefühl.

➤ Verstärken Sie den stimulierenden Eindruck noch mit einem Rasierpinsel, denn er hat eine breitere Auflagefläche.

➤ Lassen Sie sich Zeit, vielleicht gibt Ihr Partner Ihnen Impulse, wo er diese zarten Striche im unteren Rückenbereich noch gerne spüren möchte. Mit den langsamen Zügen dieser Pinselstriche erhöht sich die sinnliche Wahrnehmungsfähigkeit.

➤ Nehmen Sie jetzt wieder zwei Federn, und fahren Sie mit beiden an der Seite rechts und links außen bis hinunter zum Beckenkamm und ziehen Sie zum Kreuzbeinbereich und zur Leistengegend hoch.

➤ Auf der Mitte des Rückens, wenn die Federn zusammenkommen, überkreuzen Sie auf der Wirbelsäule und fahren wieder zurück bis zum Beckenkamm. Führen Sie diese Striche mehrmals aus.

➤ Mit diesen Federstrichen können Sie die Massage beenden, sie bilden aber auch einen idealen Übergang zur Bauchregion. Wenn Sie also noch Zeit und Lust haben, ließe sich die folgende Massage gut anschließen.

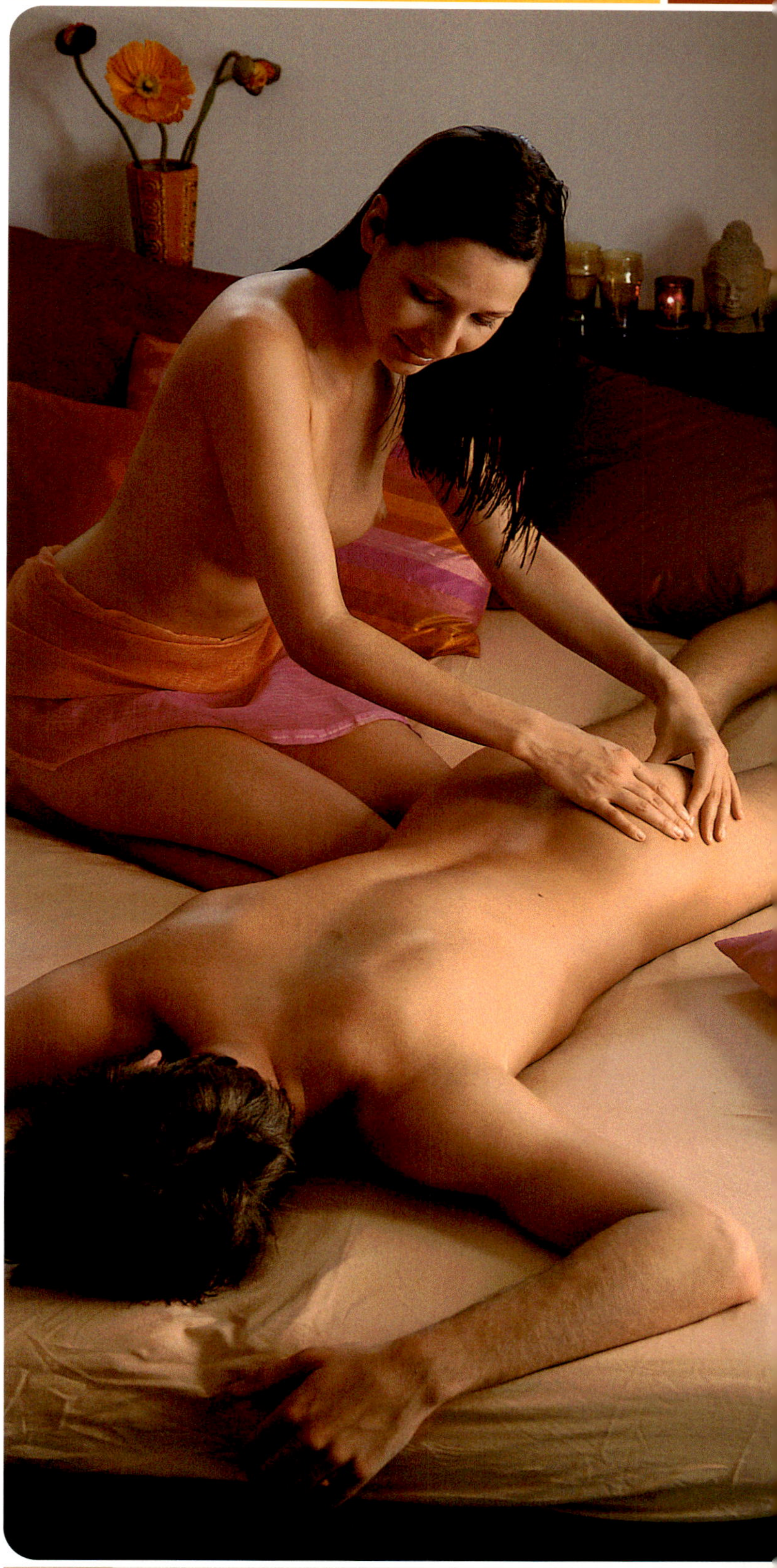

5 Schieben Sie mit dem rechten Daumen die Haut gegen die linke Handkante. Wechseln Sie dann gleich und schieben Sie mit dem linken Daumen gegen die rechte Handkante

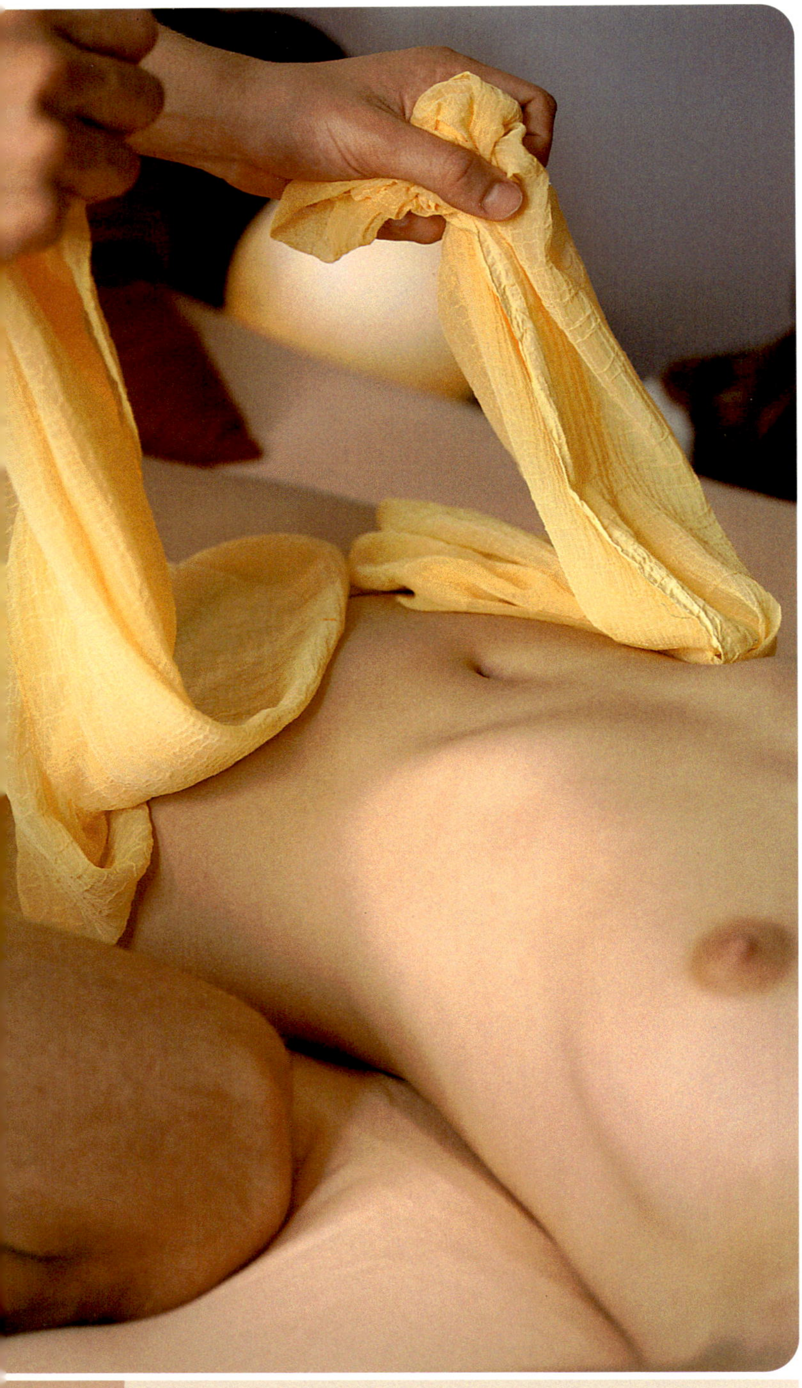

1 Legen Sie zwei große Kreise von der Mitte des Bauchs nach oben und außen – langsam, so dass Ihr Partner das sanfte Gleiten genießen kann

Schmetterlinge für den Bauch: Erdbeermus und Honig

Eine sinnlich-stimulierende Bauchmassage lässt sich mit extra fein pürierten Früchten, Champagner, Honig oder Joghurt raffiniert aufpeppen und zu einem appetitlichen Lustspiel verwandeln. Die Haut wird um den sensiblen Nabel- und Leistenbereich (→ Seite 32) bis hinunter zum Schamhügel mit den Fingerspitzen, mit Zunge und Lippen ganz besonders empfindsam und lustvoll stimuliert. Wenn ein gutes Vertrauensverhältnis zwischen den Partnern vorhanden ist, reagiert dieses Gebiet dann auf ungewohnte äußere Reize sehr stark und die Erregung kann wunderbar gesteigert werden. Seidenschals können einen guten Einstieg bilden und allmählich können Sie zu Honig oder Fruchtmus wechseln. Der Vorteil bei dieser Massage ist, dass der Gebende beim Kosten der süßen Verführung selbst zusätzlich erregt wird.

Die Vorbereitung

Mixen Sie zuvor 300 g reife Erdbeeren mit 50 ml Champagner oder Sekt und stellen Sie diese Mischung in einer hübschen Karaffe bereit. Raffinierter in Geruch und Geschmack wird das Mus, wenn Sie noch 2 Tropfen ätherisches Orangenöl und 1 Tropfen Vanilleextrakt dazugeben. Wenn Sie sich für die Honigvariante entscheiden, füllen Sie einfach Ihren Lieblingshonig in ein hübsches Glasschüsselchen. Legen Sie Ihrem Partner bei dieser spielerischen Variante vielleicht besser ein Handtuch unter – besonders Erdbeerflecken sind recht hartnäckig. Sonst brauchen Sie noch zwei Seidentücher, Federn und Pinsel. Da Sie in diesem Bereich jetzt ohne Öle arbeiten, stellen Sie am besten eine schöne Duftlampe auf, die für Duftnuancen im Raum sorgt.

So verwöhnen Sie Ihren Partner

➤ Legen Sie zunächst die beiden Seidentücher bereit. Ihr Partner liegt ganz entspannt auf dem

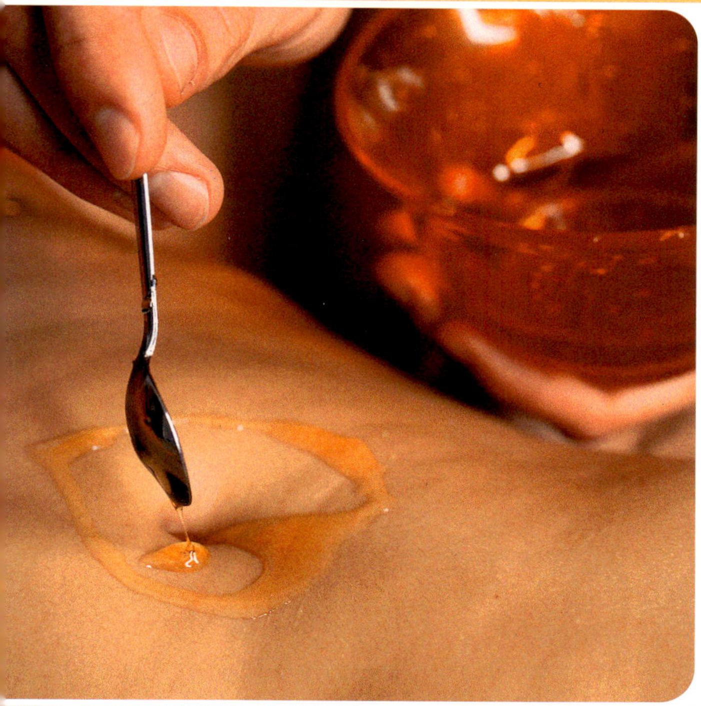

2 Malen Sie ein Honigherz um den Bauchnabel herum

Rücken. Decken Sie den Brustbereich eventuell mit Tüchern ab, wenn es ihm zu kühl ist.

➤ Beginnen Sie mit einem Seidentuch um die Nabelgegend herum nach rechts drehende, kleiner und größer werdende Kreise zu ziehen.

➤ Allmählich bewegen Sie das Tuch bis zum Solarplexusbereich nach oben und bis zum Schamhügel nach unten.

➤ Nehmen Sie ein zweites Tuch hinzu und legen Sie jetzt Kreise von der Mitte des Bauchs in Nabelhöhe jeweils nach oben und außen entlang der Leistengegend über den Venushügel und wieder hinauf. ❶

➤ Dieses langsame, sinnliche Streicheln mit den Seidentüchern genießt Ihr Partner in vollen Zügen.

➤ Wiederholen Sie es einige Male, wechseln Sie dabei den Rhythmus und lassen Sie die Tücher auch gegenläufig fließen.

➤ Wechseln Sie die Tücher gegen einen breiten Pinsel aus und kreisen Sie damit nach außen oder innen über den gesamten Bauchbereich.

➤ Wenn Sie einen Rasierpinsel wählen, dann ziehen Sie die Kreise erst mit weniger Haaren und werden dann allmählich breitflächiger. Ihr Partner sollte es als angenehm weich empfinden, falls es kitzelt, etwas kräftiger drücken.

➤ Nach dieser stimulierenden Vorbereitung verteilen Sie das Champagner-Erdbeer-Mus mit einem Löffel auf den Bauch Ihres Partners: Das fühlt sich prickelnd und aufregend an.

➤ Wenn Sie Ihrem Partner einen besonderen Genuss verschaffen wollen, lecken Sie das köstliche Mus von seiner Bauchdecke bis hinunter zum Schambereich ab. Dies ist eine Einladung zu weiteren Wonnen, denn dieses Spiel erregt und belebt sehr schnell.

➤ Falls Sie sich für die Honigvariante entschieden haben, lassen Sie die goldgelbe Flüssigkeit vom Löffel fließen und malen Sie dabei Kreise oder ein Herz als süße Liebeserklärung um den Bauchnabel herum. ❷

➤ Lecken Sie den Honig danach genüsslich ab ❸ und spielen Sie ausgiebig mit der Zunge und den Lippen über die sensiblen Zonen bis zum Schambereich hinunter – und weiter, wenn Sie wollen …

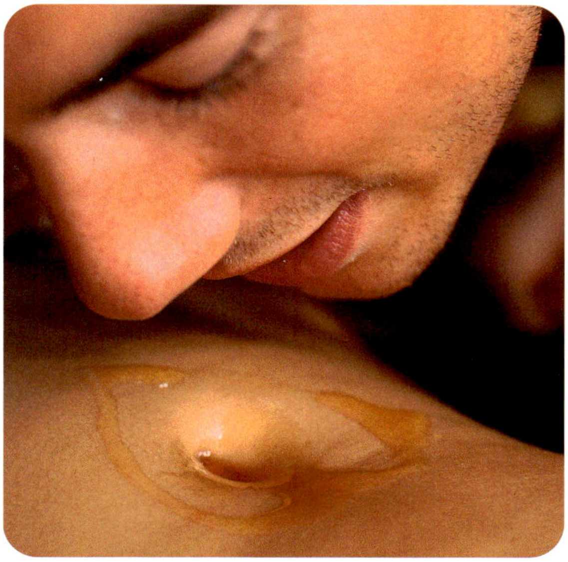

3 Lecken Sie den Honig zärtlich ab

Variante: Persephones Grüne-Erde-Schlamm

Diese spielerische Variante für den Bauch ist eine gelungene Alternative. Die Konsistenz der duftenden grünen Tonerde hat eine stark sinnliche Komponente, nicht nur für den Partner, der mit dem kühlenden Schlamm eingerieben wird, sondern auch für denjenigen, der ihn aufträgt.

Die Vorbereitung

Die grüne Tonerde bekommen Sie in Naturkost- oder Reformhausläden. Rühren Sie das Pulver in einer Schüssel mit der vorgeschriebenen Menge lauwarmem Wasser an, und stellen Sie diese bereit. Legen Sie vielleicht wie schon bei der letzten Massage ein Handtuch über Ihre Unterlage, damit auch mal etwas daneben tropfen kann. Sonst brauchen Sie nur noch zwei Seidentücher und einen breiten Pinsel, mit denen Sie das Verwöhnprogramm wie bei der Erdbeer-Honig-Massage beschrieben wieder beginnen.

So verwöhnen Sie Ihren Partner

➤ Tragen Sie nach den letzten Pinselstrichen (→ Seite 79) die vorbereitete Tonerde erst mit drei Fingern der rechten Hand auf.

➤ Dann verteilen Sie diese mit der ganzen Hand oder beiden Händen. Die kühle Tonerde lässt sicher einen Schauer über den Körper Ihres Partners ziehen.

➤ Mit einer Hand umfahren Sie nun den Nabelbereich und lassen die Kreise dabei immer größer werden. Fragen Sie nach, wie sich Ihr Partner fühlt.

➤ Beschreiben Sie Kreise, Figuren, Buchstaben oder malen Sie Liebeserklärungen auf diesen Tonerde-

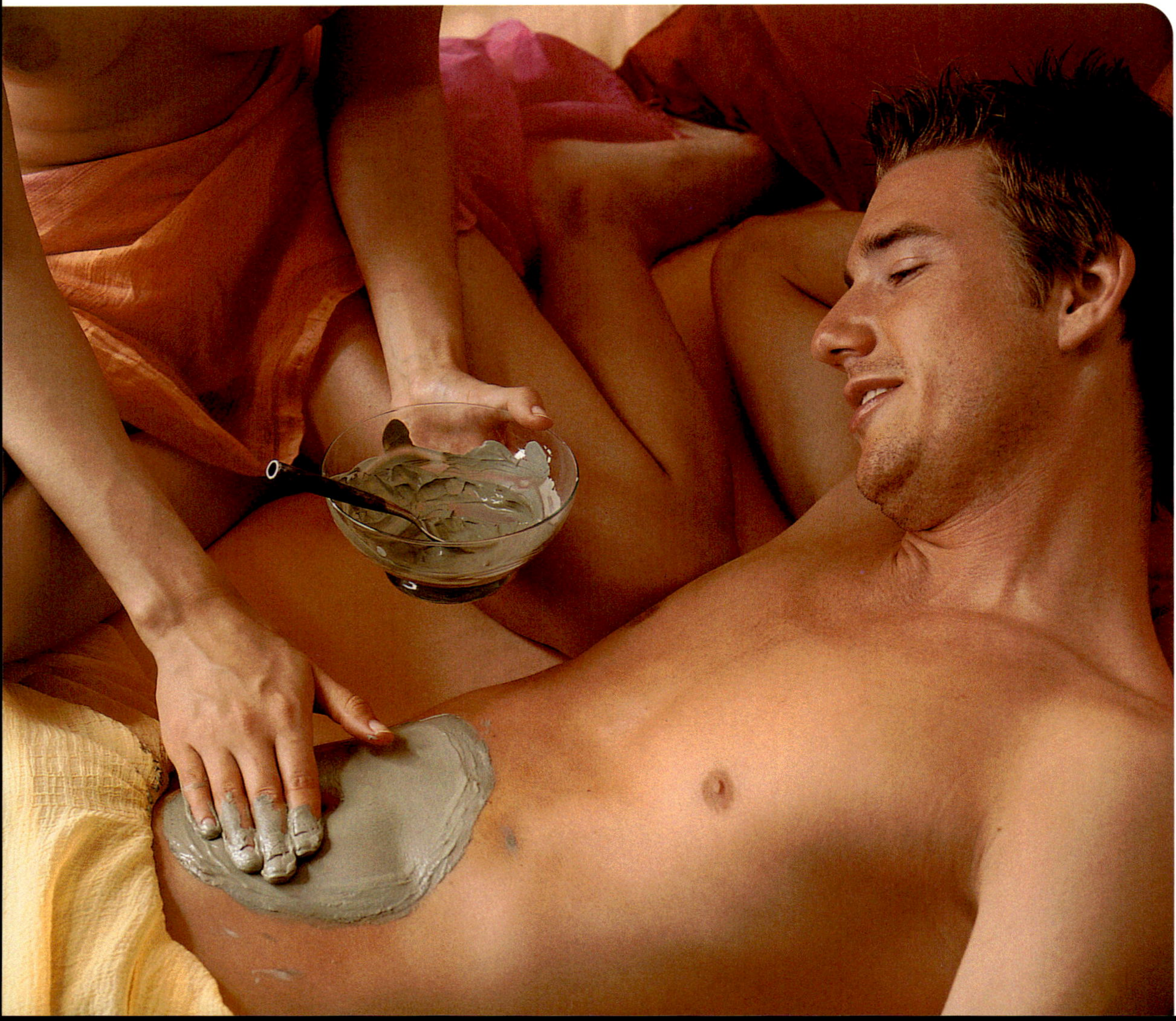

< Ihr Partner genießt das sinnliche Kreisen über den Bauch

schlamm. Lassen Sie sich Zeit, und vertiefen Sie sich in die Bewegung und das phantasievolle Gleiten.

➤ Ziehen Sie mit den Daumen eine Linie vom Nabel zum Schamhügel hinunter und am Leistenbereich wieder hoch, wiederholen Sie dies einige Male.

➤ Waschen Sie hernach die Tonerde mit einem Waschlappen und warmem aromatischem Wasser aus Aphrodites Pflanzendüften der Myrte und Rose ab – die Haut wird seidenzart.

Haben Sie Appetit bekommen auf mehr? Das eigentliche Liebesspiel lässt sich auf diese Weise wunderbar vorbereiten.

Verwöhnprogramm für IHN

Nach dieser Schmetterlingsfahrt im Bauchbereich bietet sich im Anschluss eine Massage der Oberschenkel an. Die folgende Massage kann aber genauso gut ganz für sich stehen und das sinnliche Feuer recht schnell entfachen. (Wenn Sie das Drücken des Perineums am Ende weglassen, eignet sich diese Massage natürlich auch für SIE.)

Die Vorbereitung

Sie benötigen wieder Seidenschals und zusätzlich Halbedelsteine wie Bergkristall, Amethyst oder Rosenquarz als längliche Massagestäbe geformt. Diese Stäbe gibt es in Esoterikläden oder Schmuckgeschäften sowie diversen Naturkostgeschäften. Für welchen Stein Sie sich entscheiden, bleibt Ihrem Geschmack und Geldbeutel überlassen. Grundsätzlich weist man den einzelnen Steinen bestimmte wohltuende Eigenschaften zu. Der Rosenquarz soll Zärtlichkeit fördern, der Bergkristall guten Energiefluss und der Amethyst Harmonie. Ganz abgesehen davon, fühlt sich das glatte, kühle Material einfach wunderbar an.

So verwöhnen Sie Ihren Partner

➤ Fahren Sie zunächst mit den Schals entlang der Innenseiten der Oberschenkel vom Kniebereich zum Genitalbereich hoch, über den Leistenbereich nach außen und an der Außenseiten wieder bis zum Kniebereich zurück. Mehrmals wiederholen.

➤ Massieren Sie dann mit der Spitze des Kristallstabs an der Innenseite des rechten Oberschenkels mit kleinen kreisenden Bewegungen vom Beinansatz bis zur Spitze der Kniescheibe hinunter.

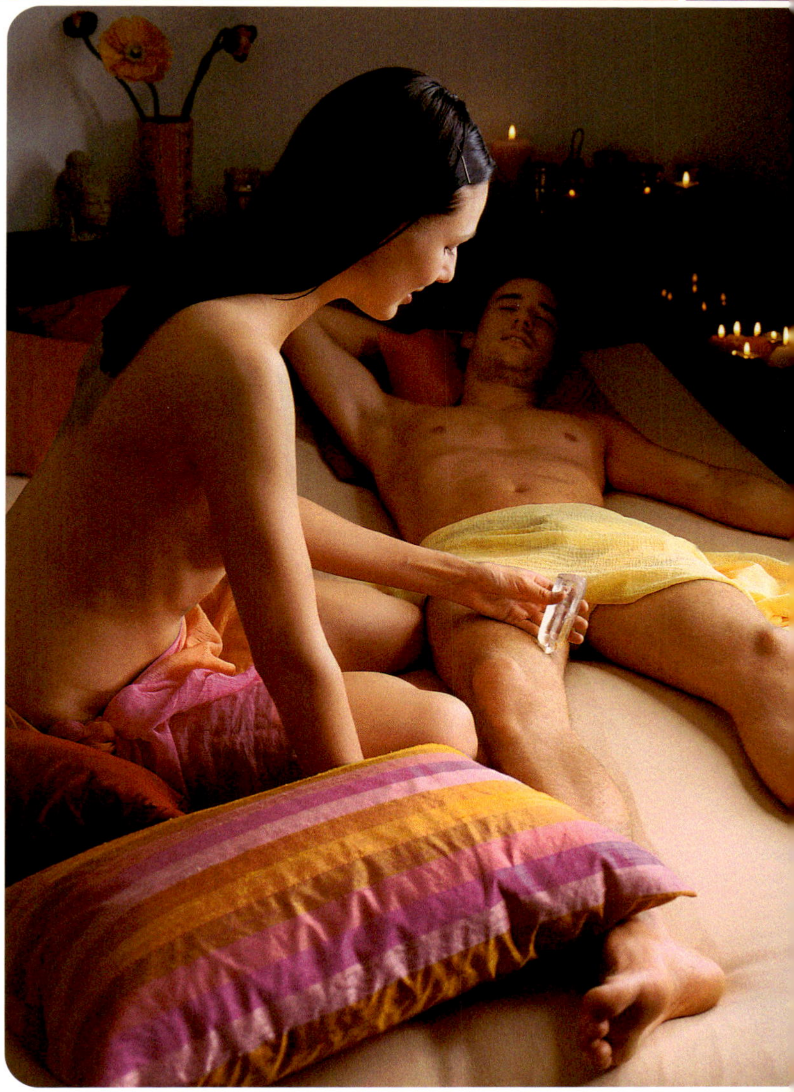

Die Berührung mit einem Kristallstab ist ein ganz anderes sinnliches Erlebnis als mit den Fingerspitzen

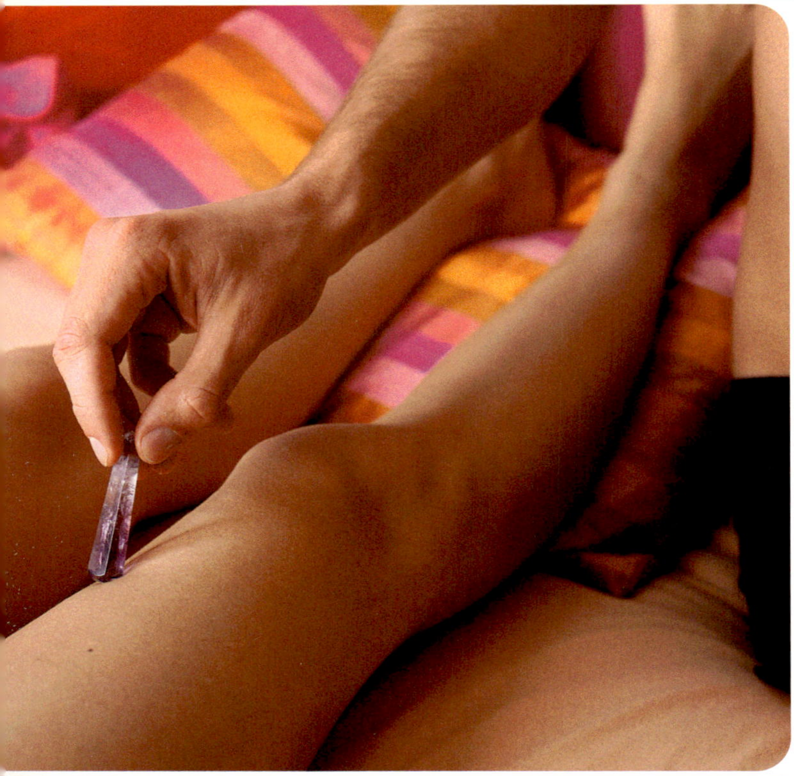

1 Malen Sie mit der Spitze des Stabes liegende Achten vom Knie bis hoch zum Beinansatz

➤ Wiederholen Sie das Kreisen auf der linken Seite und fahren Sie über die dort entlang liegenden sexuellen Stimulierungspunkte (→ Seite 31) immer wieder hinunter und hinauf.

➤ Fahren Sie mit der Spitze oder Seite des Kristalls in liegenden Achten die Innenseiten des rechten Schenkels vom Knie bis zum Beinansatz hinauf. ❶

➤ An der Außenseite des Beines fahren Sie mit dem Kristall herunter und kommen beim Knie wieder auf die Innenseite herüber.

➤ Wiederholen Sie diese Bewegung mehrmals. Immer wieder beim Knie beginnend, legen Sie die Achten hinauf bis zum Beinansatz.

➤ Behandeln Sie dann die andere Seite, immer abwechselnd, sodass sich allmählich eine sinnlich stimulierende Wirkung aufbaut.

➤ Zum Abschluss massieren Sie mit den Fingerspitzen das Perineum. Dies ist der Punkt auf halber Strecke zwischen dem Anus und dem Penis, der auch als männlicher G-Punkt bezeichnet wird.

➤ Fragen Sie Ihren Partner, wie sanft oder stark Sie diesen Punkt berühren dürfen. Es soll die Potenz fördern, jeden Tag dort zu drücken. Nach einem japanischen Sprichwort heißt es „einmal für jedes Jahr deines Lebens".

➤ Diese Kurzform der Oberschenkelmassage können Sie mit Griffen aus Kapitel 3 (→ Seite 48) noch leicht ergänzen.

➤ Mit kühlenden Schals oder aufgesprühtem Duftwasser auf den Bauch und Genitalbereich dirigieren Sie die Massage. Durch die abkühlende Wirkung können Sie die Erregung wieder etwas dämpfen und das Liebesspiel so beliebig weiter hinauszögern. ❷

➤ Anfachen lässt es sich hingegen wieder mit kleinen Liebkosungen und Küssen entlang der Stimulierungspunkte.

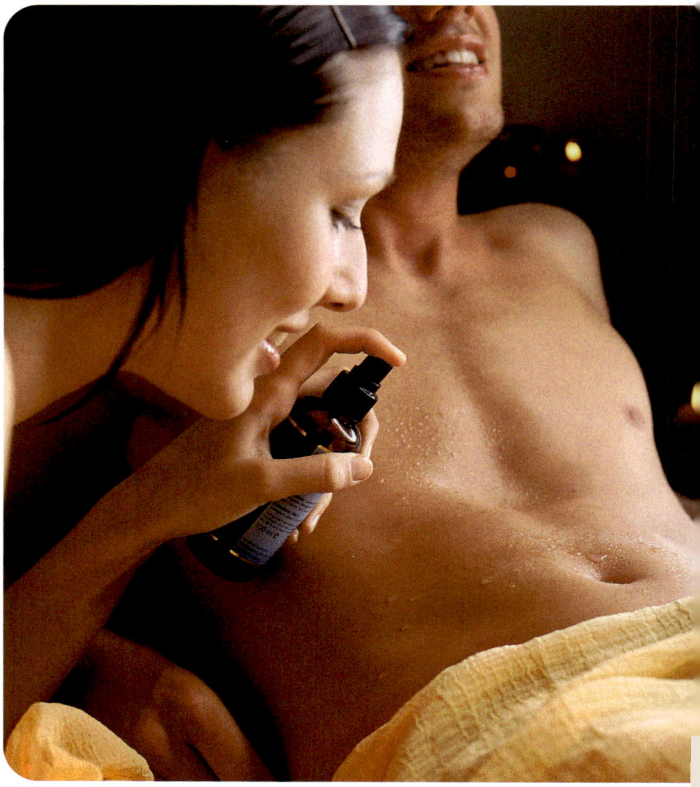

2 Sprühen Sie mit einer kleinen Flasche Duftwasser auf wenn Sie die Erregung wieder etwas abkühlen möcht

Verwöhnmassage für SIE

Eine sinnliche Brustmassage mit aromatischem Akazienhonig ist eine besondere Sinnesfreude, bietet sich allerdings meist für Frauen an, da Sie keine Brustbehaarung haben. Bei wenig behaarten Männern kann sie natürlich genauso ausprobiert werden.

Venus-Honig-Brustmassage: die Vorbereitung

Geben Sie den Honig in ein hübsches Schälchen. Zusätzlich benötigen Sie noch zwei Seidenschals. Für die Variante mit Puder brauchen Sie noch einen breiten Pinsel oder eine Puderquaste sowie Talkumpuder aus der Apotheke oder dem Reformhaus. Geben Sie in 50 g Puder 1 Tropfen ätherisches Minzeöl, und verrühren Sie den Tropfen und das Puder in einem Porzellanmörser gut miteinander.

So verwöhnen Sie Ihre Partnerin

- Setzen Sie sich an die rechte Seite Ihrer Partnerin und streichen Sie zuerst wieder mit Seidenschals um die Brüste und hinunter bis zum Schambereich.
- Dann lassen Sie vom Löffel Honig von oben auf die Brust rinnen, in kreisenden Linien bis zum äußeren Brustrand.
- Diesen Linien können Sie mit den Fingerspitzen folgen und sie verbreitern. Vor allem um die Brustwarzen herum vollziehen Sie kleine weitere Linien.
- Ein sinnliches Erlebnis für beide Partner ist das Ablecken des Honigs entlang der Honiglinien. Sie werden die Erregung gleich an der Verhärtung der Brustwarzen Ihrer Partnerin sehen.
- Eine schöne Variante ist Minzepuder anstelle des Honigs. Umfahren Sie dafür mit einem mit Puder gesättigten Pinsel oder einer Puderquaste die Brüste in der oben genannten Weise. ❸ Dies ist eine spielerische Erfrischung, die sich zart seidig anfühlt. Diese Massage kann für sich stehen oder das erotisierende Ende einer längeren Massagesequenz bilden, bevor Sie das eigentliche Liebesspiel beginnen.

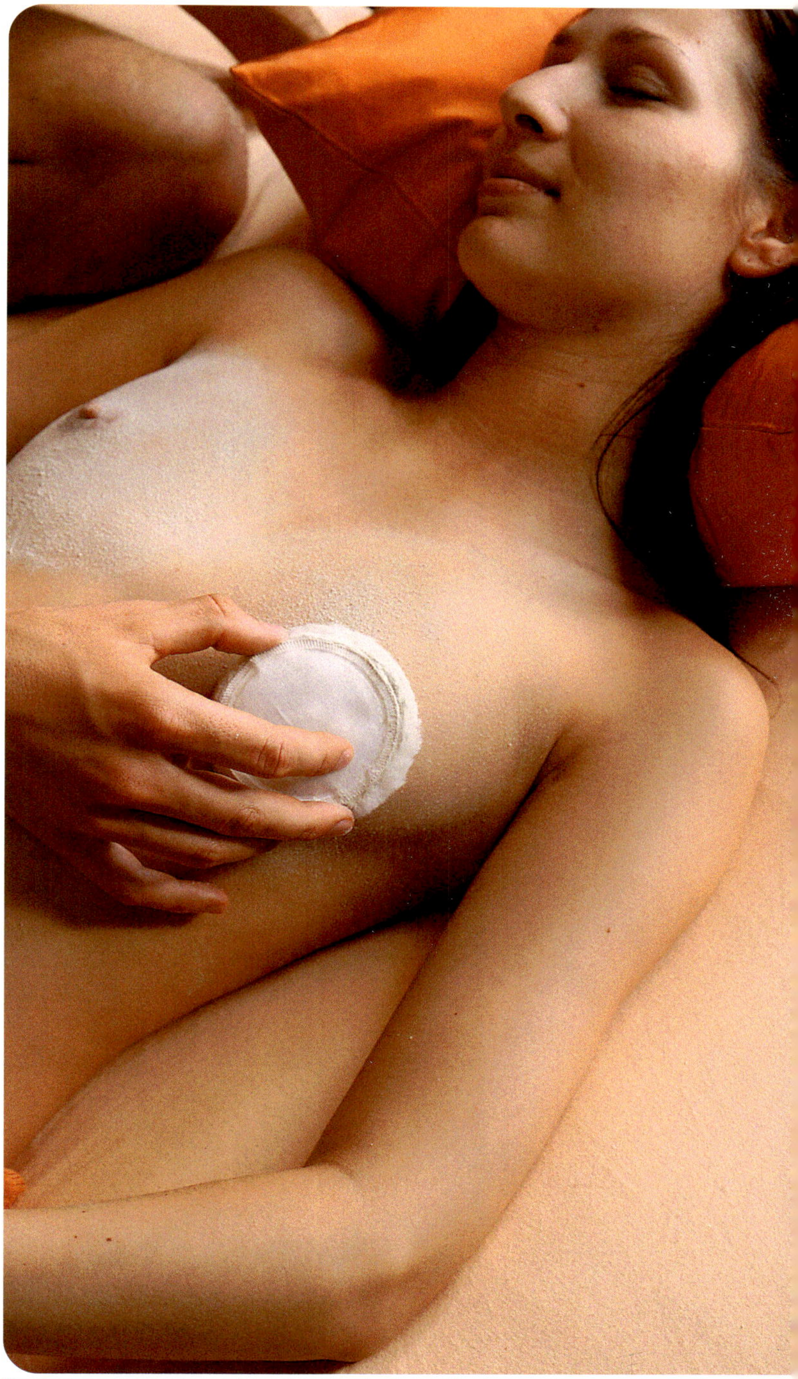

3 Massieren Sie das duftende Talkumpuder mit einer weichen Puderquaste oder einem Pinsel in Kreisen um die Brüste herum

Liebesspeisen und Getränke

➤ Aperitif:

Ägyptischer Liebestrunk

„Asser Roman“ war schon zu Kleopatras Zeiten bekannt und ist auch heute wegen seines fruchtig-aromatischen Geschmacks noch genauso beliebt.

Zutaten
2 große Granatäpfel
2 TL Rosenwasser
300 ml eiskaltes, stilles Mineralwasser
1-2 EL Limetten- oder Zitronensaft
3-4 Tropfen „Orange in Love“ Naturaroma
(→ Tipps Seite 86), (Apotheke, Reformhaus)
1 Msp. Honig

1. Die Granatäpfel schälen und entkernen. Das Fruchtfleisch mit dem Rosenwasser und dem Mineralwasser in einen Mixer geben.
2. Den Limetten- oder Zitronensaft sowie das Aroma dazu träufeln und alles im Mixer oder mit dem Pürierstab kurz pürieren. Nach Belieben mit Honig abschmecken.
3. Diese köstliche Erfrischung sollten Sie zu zweit aus einer Glasschale nippen oder schlürfen.

➤ Liebesmenü

Sinnliche Vorspeise:
Olivenkaviar auf Rosmarinrösti

Zutaten für den Olivenkaviar
6-8 Oliven bester Qualität
(wenn möglich Bioware)
1 Prise Salz
1 Prise Orangenpfeffer (→ Tipps Seite 86)

Zutaten für die Rösti
2 mittelgroße Kartoffeln
1 TL Olivenöl
1 TL Rosmarin, fein gehackt
1 Prise Salz
1 Prise Pfeffer oder Orangenpfeffer

1. Für den Olivenkaviar die Oliven entsteinen und auf einem glatten Küchenbrett sehr fein hacken. Eventuell mit aromatischem Salz und Orangenpfeffer nachwürzen. Beiseite stellen.
2. Für die Rösti die Kartoffeln schälen und mit einem Gemüsehobel grob raspeln. In das Olivenöl den Rosmarin verrühren, etwas Salz hinzufügen und mit Pfeffer würzen.
3. Das Öl in der Pfanne erhitzen und mit dem Esslöffel vier kleine Rösti in die Pfanne setzen. Nach 1-2 Min. haben sich die Rösti vom Pfannenboden „freigebacken“. Rösti wenden und goldgelb und schön kross braten.
4. Die Rösti auf einem Holzbrett vierteln und auf zwei Tellern anrichten. Je einen Teelöffel Olivenkaviar zwischen die Röstiviertel geben und mit Tomatenvierteln und Kräuterzweigen garnieren.

Tipp: Für die schnelle Variante kann der Olivenkaviar auch auf getoasteten Weißbrotscheiben serviert werden.

Lustvoller Hauptgang:
Garnelen in Ingwersauce

Bei Garnelen ist der köstliche Geschmack und nicht zuletzt ihre Größe stimulierend. Sie lassen sich auch sinnlich essen, in dem man sie lutscht oder mit der Zunge umspielt. Garnelen sind Eiweiß- und Phosphorlieferanten und wirken sich deshalb anregend auf die Potenz und das Lustzentrum im Gehirn aus.

Zutaten
2 Tropfen „Orange in Love“, Naturaroma
2 Frühlingszwiebeln
1 kleines Stück frische Ingwerwurzel

1 EL Sherry
1 EL Ginsengsirup (Asienshop)
ersatzweise 2 EL Sojasauce
4 große geschälte Garnelen
1 TL Zitronensaft
1 Tropfen ätherisches Lemongrassöl
2 Tropfen „Orange in Love", Naturaroma

1. Das Naturaroma auf ein angefeuchtetes Küchenbrett träufeln und darauf verteilen. Die Frühlingszwiebeln waschen, putzen und auf diesem Brett fein schneiden. Ingwerwurzel schälen und hacken.
2. In einer kleinen Pfanne Zwiebeln, Ingwer, Sherry und den Sirup erhitzen. Die Garnelen dazugeben und darin zugedeckt etwa 2 Min. köcheln lassen.
3. Nach etwa 1½ Min. Zitronensaft, Lemongrassöl und Naturaroma dazugeben und die letzten 30 Sek. mitköcheln lassen. Ein Dufterlebnis!

Dazu reichen Sie Duft- oder Jasminreis, den Sie im Asienshop oder Naturkostgeschäft bekommen.

Alternativ: grüner Spargel in Parmesankruste

Spargel gilt als „Herausforderung der Venus" und das nicht nur wegen seiner Form ... Seit 2000 Jahren wird er als das Aphrodisiakum „par excellence" gehandelt, da er die Lust fördert. Mit den Händen gegessen, ist er der Auftakt zu weiteren Höhenpunkten.

Zutaten
300 g grüner Spargel
Salz
1 TL Zitronensaft
1-3 Tropfen „Orange in Love", Naturaroma
Orangenpfeffer
30 g Semmelbrösel
50 ml Olivenöl
20 g frisch geriebener Parmesan

1. Spargel waschen und an den Enden etwa 2 cm abschneiden. Salzwasser aufkochen lassen. Dann den Topf vom Herd ziehen und die Herdplatte auf schwache Hitze herunterschalten. Zitronensaft und Naturaroma mischen, in den Sud geben und den Spargel darin etwa 10 Min. ganz sanft köcheln lassen. Wenn Sie Rohkostfan sind, dann lassen Sie den Spargel nur kurz ziehen.
2. Die an- oder fertig gegarten Spargelstangen in eine feuerfeste Form legen und mit Orangenpfeffer würzen. Die Semmelbrösel und das Olivenöl über dem Spargel verteilen und mit dem Parmesan bestreuen.
3. Unter dem Backofengrill 1-3 Min. vorsichtig gratinieren. Den Spargel während dieser Zeit nicht aus den Augen lassen, denn der Parmesan bräunt sehr rasch.
Dazu reichen Sie getoastetes Brot, Chiabatta oder junge kleine Kartoffeln, die Sie in Salzwasser mit 1 Lorbeerblatt in 15 Min. parallel zur Spargelzubereitung gar dünsten.

Süßer Abschluss: flambierte Früchtespieße mit Liebeszaubersauce

Zutaten für die Früchtespieße
1 kleiner Apfel
Saft von 1 Zitrone
3 Tropfen „Orange in Love", Naturaroma
100 g kleine Erdbeeren
100 g blaue Weintrauben
1 Kiwi
1. Den Apfel schälen, vierteln, entkernen und quer in dicke Scheiben schneiden. In den Zitronensaft das Naturaroma träufeln und die Äpfel sofort darin wenden, damit sie sich nicht verfärben.
2. Die Erdbeeren waschen und putzen. Die Weintrauben von den Stielen zupfen. Die Kiwi schälen und in dicke Scheiben schneiden. Diese halbieren.

3. Die Früchte abwechselnd auf lange Holzspieße stecken und nebeneinander auf eine flache Platte legen.

Zutaten für die Liebeszaubersauce
Saft einer Orange
1 EL Butter
2-3 EL brauner Zucker
2-3 Tropfen „Orange in Love“, Naturaroma
2 EL Orangenlikör oder
Grand Marnier
1 EL weißer Rum

1. Orangensaft, Butter und Zucker zusammen in eine kleine Pfanne geben. Unter Rühren alles erwärmen, bis Butter und Zucker geschmolzen sind.
2. Naturaroma in den Orangenlikör träufeln und den Rum dazugeben. In der Pfanne kurz erwärmen.
3. Die „aromatische Liebeszaubersauce“ über die Früchtespieße gießen und das Dessert servieren.

Tipp: Wollen Sie das Dessert romantisch am Tisch flambieren, sollten Sie die Sauce möglichst mit einem langen Streichholz anzünden.

Extras

Aroma-Vital-Drink

Dieser Drink bekommt seine anregende Wirkung durch die aphrodisierende Wirkung des Selleries und der glatten Petersilie.

Zutaten pro 250-ml-Glas
20 ml Selleriesaft (a.d. Reformhaus)
220 ml Traubensaft oder Apfelsaft (nach Geschmack)
½ TL Akazienhonig
1 Tropfen ätherisches Orangenöl
Zitronensaft
glatte Petersilie, gehackt

1. Den Selleriesaft mit Trauben- oder Apfelsaft in einen Shaker geben. Den Honig mit dem Orangenöl vermischen und dazugeben. Alles einmal gut durchschütteln.
2. Den Rand des Glases in ein Schüsselchen mit Zitronensaft eintauchen und dann in die gehackte Petersilie tunken. Vorsichtig den Saft einschenken und servieren.

Fingerfood: für den Hunger danach oder dazwischen ...

➤ Mittelgroße Sellerieknolle in kleine Ecken schneiden und kurz blanchieren. Mit einem Joghurt-Kräuter-Dip (wichtig: viel glatte Petersilie hineingeben) zum Eintunken anrichten.
➤ Feigen aufschneiden und sich vom Liebsten aus der Hand knabbern lassen – das Aphrodisiakum pur.
➤ Erdbeeren oder Erdbeeren und Bananenscheiben in flüssige Schokolade tauchen und auf kleine Spießchen stecken. Auf einem Teller hübsch anrichten und dann genießen. Besonders raffiniert wird die Schokolade, wenn Sie in 50 g Kuvertüre 1 Tropfen ätherisches Pfefferöl und 3 Tropfen Orangenöl geben.
➤ 3 kleine reife Tomaten quer halbieren und die Kerne herauslösen. Mit einer Ricottacreme füllen, die Sie aus 125 g Ricotta, 1 EL saure Sahne, ½ EL Zitronensaft, Salz, Pfeffer und fein gehackter, glatter Petersilie verrühren.

Tipps: Anstelle von 2-3 Tropfen „Orange in Love“ Naturaroma können Sie bei allen Rezepten auch 2 Tropfen ätherisches Orangenöl und 1 Tropfen Vanilleextrakt verwenden.
Um Orangenpfeffer herzustellen, geben Sie 10 Tropfen ätherisches Orangenöl in eine Glasmühle (keine Holzmühle!), drehen Sie ein wenig hin und her und füllen sie dann mit Pfefferkörnern auf.

Naturreine Pflanzenöle – Balsam für seidige Haut

Sinnliche Partnermassagen werden am besten mit hochwirksamen Pflanzenölen durchgeführt. Es sollten keine Rohstoffe aus fossilem Material wie Mineralöle, Vaseline oder Melkfett verwendet werden. Diese bilden einen relativ undurchlässigen Film auf der Haut, sind also nicht atmungsaktiv und pflegend. Pflanzenöle hingegen sind ein wertvolles Geschenk der Natur. Sie werden bei der Kaltpressung aus gesundem, keimfähigem Saatgut, aus Beeren, Früchten, Nüssen und Samen gewonnen. In ihrer Zusammensetzung entsprechen sie den natürlichen Bestandteilen des Hautfetts und sind deshalb besonders verträglich.
Für die sinnlich-erotische Massage eignen sich die folgenden Pflanzenöle besonders. Zudem verbinden sie sich gut mit den ätherischen Ölen.

➤ Die wirksamsten Massageöle

Mandelöl

Der Klassiker unter den Ölen für die Massage ist das Mandelöl. Es wird aus den Mandelkernen gepresst und hat ein feines, mandelartiges Aroma.
Mit 80 % besitzt es einen besonders hohen Gehalt an Ölsäure. Diese bewirkt, dass sich das Öl sehr gut einmassieren lässt und ein schönes, weiches Hautbild erzeugt. Außerdem enthält Mandelöl bis zu 15 % Linolsäure, eine einfach ungesättigte Fettsäure. Sie hilft, die Haut elastisch zu halten. Mandelöl ist äu-ßerst verträglich, auch bei empfindlicher Haut, und besonders für trockene Haut geeignet.

Aprikosenkernöl

Aprikosenkernöl wird aus dem Kern der reifen Früchte gepresst. Es hat eine ähnliche Zusammensetzung wie Mandelöl und ähnlich pflegende Eigenschaften. Für den Brust- und Gesichtsbereich eignet sich eine Mischung aus beiden Ölen besonders gut und zwar im Verhältnis 1:3, also ein Teil Aprikosenkernöl und drei Teile Mandelöl.

Macadamianussöl

Die Macadamianuss wird als die „Königin der Nüsse“ bezeichnet. Aus dem Kern dieser edelsten und feinsten unter den Nüssen wird das Öl gepresst. Es zeichnet sich mit einem aromatischen Nussaroma aus und ist ein wertvoller Rohstoff für Kosmetik. Das Öl besitzt einen sehr hohen Anteil an Ölsäure – über 50 % – und bis zu 25 % Palmitoleinsäure. Letztere hat eine ungewöhnlich starke Ähnlichkeit mit der hauteigenen Fettsäure, was nicht nur eine ausgezeichnete Hautverträglichkeit bewirkt, sondern auch dafür sorgt, dass das Öl sofort in die Haut einzieht. Zusätzlich wirkt das Öl regenerierend auf die Haut, da es die Vitamine A, B und E enthält. Für die Massage wird es gerne mit Mandelöl im Verhältnis 1:3 gemischt.

Jojobaöl

Jojobaöl müsste streng genommen Jojobawachs heißen. Das fast geruchlose Pflanzenwachs, das man aus den Früchten gewinnt, schmilzt jedoch schon bei Raumtemperatur und unterscheidet sich optisch nicht von einem Öl. Es enthält über 50 % Wachse, wenig Linol- und Ölsäure, dafür zahlreiche Mineralien und Vitamine. Diese sorgen für seine schützende Wirkung auf die Haut. So stabilisiert Jojobaöl den ph-Wert und reguliert den Fett- und Feuchtigkeitshaushalt. Jojobaöl ist also ein wahres Allroundgenie und sowohl bei trockener als auch bei fetter Haut geeignet. Durch den Vitamin-E-Gehalt wird das Bindegewebe der Haut gestärkt und der Faltenbildung vorgebeugt. Jojobaöl hat allerdings eine Feuchtigkeit versiegelnde Eigenschaft, deshalb muss vor seiner Anwendung Feuchtigkeit auf die Haut aufgetragen werden, etwa mittels Pflanzenwasser. In Massageölen wird es gerne im Verhältnis 1: 4 eingesetzt.

Sesamöl

Sesamöl wird aus den kleinen weißen Samen der Sesampflanze gepresst. Es zeichnet sich durch einen ganz eigenen, leicht nussigen Geruch aus.
Es enthält 42 % Ölsäure, 44 % Linolsäure sowie Lezithin und Sesamol. Diese unterstützen im Körper wie ein „Sesam, öffne dich" zahlreiche Stoffwechselprozesse. In Indien ist es das Hautpflegeöl schlechthin und fehlt in keiner Massageölmischung. Gleichzeitig gilt es auch als Nerventonikum. Die Fettbegleitstoffe des Sesamöls können sich mit Schwermetallionen verbinden und sie aus dem Gewebe ausleiten. Somit eignet es sich besonders für reinigende Massagen und Packungen. Es wirkt regenerierend, hilft die Hautalterung zu vermindern und eignet sich für sensible bis trockene Haut. Da Sesamöl ein durchblutungsförderndes Öl ist, darf es nicht bei entzündlichen Hautprozessen eingesetzt werden.
Für sinnliche Massagen ist es besonders geeignet, da es sich damit extrem gut über die Haut gleiten lässt.

Nacktkerzenöl

Nachtkerzenöl wird aus den kleinen Samen der Nachtkerze gewonnen und hat einen nussartigen Geruch. Es gilt als Fitmacher für Haut, Psyche und Immunsystem gleichermaßen.
Es enthält über 60 % Linolsäure und bis zu 14 % Gamma-Linolensäure. Diese mehrfach ungesättigte Fettsäure hat eine ausgleichende Wirkung auf den Hormonhaushalt. Gamma-Linolensäure wirkt beispielsweise regulierend auf die weibliche Sexualhormonproduktion und ist zudem wichtiger Bestandteil der Hautzellen. Durch den Anteil an hochungesättigten Fettsäuren wirkt das Öl höchst reaktiv und regt die Zellteilung an. Für anspruchsvolle und reifere Haut ist dieses Öl sehr geeignet, denn es ist ein wahres Wunderöl zur Hautverjüngung. Nachtkerze wird nur in kleinen Anteilen im Verhältnis 1:5 oder 1:9 in andere Trägeröle eingearbeitet. Kaufen Sie nur kleine Abfüllungen, am besten in verkapselter Form. Dieses Öl sollte kühl gelagert werden.

Wildrosenöl

Wildrosenöl ist ein erst jüngeres, interessantes Hautöl. Es hat einen intensiv herben Duft.
Das Öl stammt aus den kleinen Samen der Hagebutten. Es enthält 40 % Linolsäure und 40 % mehrfach ungesättigte Alpha-Linolensäure. Diese Inhaltsstoffe sorgen für die Funktionsfähigkeit der Zellmembrane und stimulieren die Regenerationsfähigkeit der Haut, vermindern den Wasserverlust und regen die Talgdrüsenfunktion an. Das Öl wirkt entzündungshemmend und beugt ähnlich wie Nachtkerzenöl frühzeitiger Hautalterung vor. Wildrosenöl wird ebenfalls nur in kleinen Anteilen im Verhältnis 1:5 oder 1:9 in andere Trägeröle eingearbeitet. Das Öl ist Luxus pur für die Haut, nicht nur wegen des relativ hohen Preises, sondern auch wegen seiner zellaufbauenden, wohltuenden Wirkung. Vor allem für Gesicht, Hals und Brustbereich ist es ideal. Das Öl wird am besten in Kapseln oder in kleinen Abfüllungen zu 30 ml gekauft, da es eine sehr geringe Haltbarkeit hat.

Das sollten Sie noch wissen

Beim Kauf von Pflanzenölen ist die Qualität ganz entscheidend. Nur native, das heißt kaltgepresste Öle, sind reich an den hautpflegenden essenziellen Fettsäuren, Lezithin, Vitaminen, Aromastoffen und wertvollen Begleitstoffen. Nach dem Öffnen der Flaschen sollten fette Öle spätestens nach vier Monaten verbraucht werden. Kaufen Sie also lieber kleine Mengen, die meisten Öle sind auch in 100-ml-Flaschen erhältlich, Nachtkerzen- und Wildrosenöl erhalten Sie sogar in Kapseln. Eine Ausnahme bei der Haltbarkeit bildet Jojobaöl, das nicht ranzig werden kann, da es ein Wachs ist. Es hält auch geöffnet bis zu 20 Jahre.

Ätherische Öle: duftende Botschafter aus der Natur

Ätherisch kommt aus dem Griechischen und bedeutet himmlisch, da ätherische Öle stark flüchtig sind und sich schnell wieder in der Atmosphäre auflösen. Wichtig ist, beim Kauf auf absolut hochwertige Qualität zu achten. Nur hundertprozentig naturreine Produkte wirken wohltuend und ganzheitlich auf Körper und Geist.

➤ Herkunft

Ätherische Öle kommen vor allem in Lippenblütlern, Myrtengewächsen, Nadelhölzern, Dolden-, Lorbeer- und Rautengewächsen vor. Sie sitzen zwischen den Zellen dieser Pflanzen und zeichnen sich durch eine besondere Inhaltsstoffzusammensetzung aus, (Monoterpenalkohole, Monoterpene, Ester, Aldehyde usw.), was ihre therapeutische Wirkung erklärt. Die Eigenschaften eines ätherischen Öls hängen davon ab, welcher Teil der Pflanze verwendet wird, also Blüten, Blätter, Früchte, Harze, Hölzer, Rinden, Samen oder Wurzeln. Entscheidend ist auch, ob eine Pflanze wild wächst oder kontrolliert biologisch bzw. konventionell angebaut wird. Ätherisches Öl, das aus wild wachsenden Pflanzen gewonnen wird, ist besonders reich an Inhaltsstoffen und interessanter im Duft. Bei kontrolliert-biologisch angebauten Pflanzen wird auf Pestizide und Herbizide verzichtet, so dass aus solchen Pflanzen gewonnenes ätherisches Öl ebenfalls für die Partnermassage geeignet ist.

➤ Gewinnung ätherischer Öle

Gewonnen werden die ätherischen Öle, je nachdem in welchen Pflanzenteilen die Essenzen (wie ätherische Öle auch genannt werden) sitzen, auf unterschiedliche, immer möglichst schonende Weise. Die gebräuchlichste Methode ist die Wasserdampfdestillation. Ausnahmen: bei Zitrusölen per Kaltpressung, bei kostbaren Blüten wie Jasmin und Tuberose per Absoluegewinnung (ein spezielles Lösungsverfahren) und bei Honigwabe, Kakao und Vanille per Alkoholextraktion.

Achtung: Aus Flieder, Lilie, Lotus, Maiglöckchen, Pfirsich oder grünem Apfel lässt sich kein ätherisches Öl gewinnen. Diese Öle sind immer synthetisch hergestellt, sie haben weder eine pflegende noch eine therapeutische Wirkung und sollten in den Massageölmischungen nicht verwendet werden.

➤ Qualitätskriterien

Qualität hat zwar ihren Preis, doch es lohnt sich, an dieser Stelle nicht zu sparen. Wenn man bedenkt, dass in 1 Tropfen echtem, mit Wasserdampf destilliertem Rosenöl 30 Blütenköpfe enthalten sind, kann man vielleicht besser verstehen, dass 1 Milliliter ätherisches Rosenöl zwischen 20 und 35 Euro kostet. Dafür reicht allerdings auch bereits 1 Tropfen für eine Massageölmischung. Bei Absolueölen sollte man auf die Rückstandskontrolle des Herstellers achten.

Auf dem Etikette sollten vermerkt sein:

- ➤ 100 % naturreines ätherisches Öl
- ➤ deutscher und lateinischer Pflanzennamen
- ➤ Ursprungsland
- ➤ Angabe des Pflanzenteils (z.B. Rinde oder Blatt)
- ➤ Füllmenge in ml oder g
- ➤ Gewinnungsverfahren
- ➤ Qualitätsangabe Wildsammlung, Demeteranbau, (d.h. kontrolliert biologisch-dynamisch), kontrolliert-biologischer Anbau (kbA), konventioneller Anbau mit Rückstandskontrolle
- ➤ Chargennummer (Kontrollnummer)
- ➤ bei Verdünnungen genaue Deklaration des Zusatzes und des Mischungsverhältnisses in Prozent
- ➤ vom Gesetzgeber vorgeschriebene Sicherheitshinweise, um auf Gesundheitsschädigungen oder Gefahren bei falscher Anwendung hinzuweisen.

➤ Aufbewahrung und Haltbarkeit

Ätherische Öle sind licht-, luft- und temperaturempfindlich. Deshalb werden sie in Braunglasflaschen angeboten, die am besten an einem kühlen Platz aufbewahrt werden, der für Kinder unerreichbar ist (Vergiftungsgefahr!). Die Haltbarkeit beträgt bei den meisten Ölen drei bis fünf Jahre. Rose und Zedern werden edler, je älter sie werden. Sie halten auch über zehn Jahre und mehr. Zitrusöle hingegen sind empfindlich und sollten bereits nach einem halben Jahr verbraucht werden (im Haushalt gut zu verwenden, im Putzwasser oder beim Waschen).

➤ Verträglichkeit

Ätherische Öle dürfen niemals unverdünnt auf die Haut oder Schleimhäute aufgetragen werden. Ausnahme: Lavendel-, Rosen-, Rosenholz- und Sandelholzöl.
Bei Zitrusölen sollte man die Hautverträglichkeit per Ellenbeugentest überprüfen. Dazu wird Mandelöl aufgetragen und danach 1 Tropfen Zitrusöl darauf einmassiert. Wenn nach fünfzehn Minuten keine Hautreaktion auftritt, können diese Öle in die Massageölmischung eingearbeitet werden.

➤ Duftnoten

Ätherische Öle werden nach Duftnoten in Kopf-, Herz- und Basisnoten unterteilt. Bei Kopfnoten verflüchtigt sich der Duft nach 2-3 Stunden, Herznoten halten sich etwa 8 Stunden und Basisnoten bis zu 72 Stunden. Für ein Massageöl ist eine ausgewogene Mischung, die alle drei Duftnoten enthält, am idealsten. Bei den sinnlichen Mischungen stehen allerdings die Herznoten im Vordergrund.

➤ Die wichtigsten Essenzen für erotische Massageöle

Für die erotische Partnermassage sind vor allem stimulierende, anregende und entspannende Öle interessant.

Bergamotte *(Citrus bergamia)*

Kopfnote: schnelle Verflüchtigung.
Duft: eigener zitrusartiger Duft, frisch-herb bis süß, zart-blumig mit warmem grünem Unterton.
Wirkung: entkrampfend, seelisch aufbauend.
Dosierung: Geeignet zur Abrundung von sinnlichen Mischungen, bis zu 3-5 Tropfen bei 50 ml.

Grapefruit *(Citrus paradisi)*

Kopfnote: schnelle Verflüchtigung.
Duft: frische Grapefruitnote, leicht herb, frisch und heiter, hell und spritzig, Optimismus ausstrahlend.
Wirkung: stark stimmungsaufhellend, bringt Sonne ins Herz. Auf die Haut: tonisierende und durchblutungsfördernde Eigenschaft.
Dosierung: geeignet zur Abrundung von sinnlichen Mischungen zwischen 2-5 Tropfen auf 50 ml.
Verwandte: Clementine, Mandarine rot, Orange und Zitrone gehören ebenfalls in diese Kategorie.

Jasmin *(Jasminum grandiflorum)*

Herznote: mittlere bis langsame Verflüchtigung.
Duft: exotisch-schwül, süß-blumig, sinnlich-weich.
Wirkung: sinnlich anregend, stressmildernd, entspannend, psychisch aufbauend, stark erotisierend.
Dosierung: Jasmin wird oft in Alkohol verdünnt angeboten zur besseren Dosierung. Davon können 2-3 Tropfen auf eine sinnliche Mischung gegeben werden. Pur nur 1 Tropfen auf 50 ml Trägeröl.
Verwandte: In diese Kategorie gehören auch Blütendüfte wie: Champaca, Frangipani, Magnolienblätter und -blüte.

Lavendel fein *(Lavandula officinalis)*

Herznote: mittlere Verflüchtigung.
Duft: milde, leicht blumig-lavendelige Note mit frischem, edlem Bouquet.
Wirkung: stark beruhigend, entkrampfend, ausgleichend, sehr hautpflegend. Es wirkt entlastend bei Stress, besänftigt und harmonisiert.

Dosierung: Für eine sinnliche Mischung kann bei zuviel Anspannung zum Ausgleich bei 50 ml Trägeröl 1-2 Tropfen beigemischt werden.

Muskatellersalbei *(Salvia sclarea)*

Herznote: mittlere Verflüchtigung.
Duft: harzig, würzig, süßlich, krautig bis narkotisch
Wirkung: antidepressiv, ausgleichend bis harmonisierend, sinnlich-stimulierend, östrogenmodulierend.
Dosierung: verleiht sinnlichen Mischungen eine besondere Raffinesse, 1-3 Tropfen auf 50 ml.

Neroli *(Citrus aurantium)*

Kopf-Herz-Note: kurze bis mittlere Verflüchtigung.
Duft: lebhaft bis süß, mit warmer, würziger Note.
Wirkung: Schmeicheleinheit für die Seele, starkes Antidepressivum, wirkt seelisch und körperlich entkrampfend bei starker Anspannung. Es hat auch eine aphrodisierende Seite.
Dosierung: Sinnlichen Mischungen gibt es einen besonderen Kick. 1-2 Tropfen bei 50 ml Trägeröl.

Rose *(Rosa damascena)*

Herznote: mittlere bis lange Verflüchtigung.
Duft: blumig, rosig, betörend, fein bis honigartig süß. Beim Absolueöl: süßer und schwüler.
Wirkung: stimulierend, gilt als klassisches Aphrodisiakum, kann Liebeskummer und seelischen Schmerz lindern.
Dosierung: In sinnlichen Massageölmischungen ist es sehr beliebt Auf 50 ml kann es auch mal ganz alleine verwendet werden mit 2 Tropfen vom reinen Öl oder als Ergänzung mit 1 Tropfen. Von in Alkohol verdünntem Rosenöl können 2-4 Tropfen verwendet werden.
Verwandte: Rosengeranie und Palmarosa sind beliebte ätherische Öle, die rosenähnliche Wirkungsrichtungen aufweisen. Sie sind viel preisgünstiger und können ersatzweise verwendet werden: 2-4 Tropfen auf 50 ml Trägeröl.

Sandelholz *(Santalum album)*

Basisnote bis Herznote: lange Verflüchtigungszeit.
Duft: exotisch, samtig, holzig, weich.
Wirkung: klassisches Aphrodisiakum, wirkt psychisch aufbauend, sehr sinnlich, lymphatisch entstauend.
Dosierung: in sinnlichen Mischungen auf 50 ml 1-3 Tropfen.

Vanille *(Vanilla planifolia)*

Basisnote: lange Verflüchtigungszeit.
Duft: balsamisch, vanillig, süß, weich.
Wirkung: ausgleichend, stimmungshebend bis leicht erotisierend
Dosierung: in sinnlichen Mischungen auf 50 ml Trägeröl 2-4 Tropfen. Es kann gut mit Kakaoextrakt und Honig kombiniert oder von diesen beiden ersetzt werden.

Ylang Ylang *(Cananga odorata)*

Herznote: mittelere bis lange Verflüchtigungszeit.
Duft: schwül, exotisch, schwer, sinnlich, blütig, süß.
Wirkung: sehr, sehr sinnlich, eines der stark aphrodisischen Öle, antidepressiv, euphorisierend. Es gilt als das Frauenöl schlecht hin, da stark östrogenmodulierend.
Dosierung: In sinnlichen Mischungen kann es sehr belebend wirken. Auf 50 ml 3-5 Tropfen.

Zeder *(Cedrus atlantica)*

Basisnote: lange Verflüchtigungszeit.
Duft: harzig, holzig, harmonisch, warm, weich, balsamisch.
Wirkung: stützend, harmonisierend, lässt Gelassenheit entstehen und stärkt das männliche Selbstbewusstsein.
Dosierung: in sinnlichen Mischungen zur Stärkung des Unterleibes geeignet. Auf 50 ml 1-3 Tropfen zufügen.

Bücher, die weiterhelfen

Erfüllte Sexualität

➤ Berger, Alexandra und Ketterer, Andrea: **Basics for Lovers.** Alles, was man braucht, damit die Liebe immer schöner wird. Gräfe und Unzer Verlag, München

➤ Ecker, Diana: **Aphrodites Töchter.** Wie Frauen zu erfüllter Sexualität finden, Kösel Verlag, München

➤ Hooper, Anne: **Mehr Spaß beim Sex.** Was Sie schon immer über Liebe und Lust wissen wollten. Bassermann, Niedernhausen

➤ Hooper, Anne: **Sex**. Lust, Leidenschaft, Ekstase. Der individuelle Weg zu sexueller Erfüllung. Gräfe und Unzer Verlag, München

➤ Queneau, Jacqueline, Patte, Jean-Yves: **Gefährliche Liebschaften**. Frankreich zu Zeiten der Libertins. Knesebeck, München

Sinnliche Düfte

➤ Ebberfeld, Ingelore: **Körperdüfte.** Erotische Geruchserinnerungen. Helmer Verlag, Königstein

➤ Kettenring, Maria: **Ätherische Öle.** Für Beauty und Wellness. Ludwig Verlag, München

➤ Kettenring, Maria: **Aromaküche.** Im Rhythmus der Jahreszeiten. AT-Verlag, Aarau

➤ Worwood, Valerie Ann: **Liebesdüfte.** Die Sinnlichkeit ätherischer Öle. Pawlak Verlag, Herrsching

Entspannung allgemein

➤ Faust, Susanne und Lockstein, Carolin: **Relax!** Der schnelle Weg zu neuer Energie. Gräfe und Unzer Verlag

➤ Schutt, Karin: **Enjoy!** Massagen zum Entspannen. Gräfe und Unzer Verlag, München

➤ Smith, Karen: **Die Wohlfühl-Massage**, Bassermann, Niedernhausen

Heilende Massagen

➤ Daiker, Ilona: **Shiatsu.** Heilende Berührung für Körper, Geist und Seele. Rowohlt Verlag, Reinbek

➤ Wagner, Dr. Franz: **Akupressur.** Heilung auf den Punkt gebracht. Gräfe und Unzer Verlag, München

➤ Wagner, Dr. Franz: **Reflexzonenmassage.** Gräfe und Unzer Verlag, München

Adressen, die weiterhelfen

Touch Life –
Schule für Ganzheitliche Massage
Breckenheimer Straße 26a D 65719 Hofheim
www.touchlife.de

DGSS-Institut
Institut für Lebens- und Sexualberatung
Gerresheimer Str. 20
40211 Düsseldorf
www.sexologie.org

Pro Familia
Stresemannallee 3
60596 Frankfurt a. M.
www.profamilia.de

Register

IMPRESSUM

Programmleitung:
Ulrich Ehrlenspiel
Redaktion:
Ilona Daiker
Lektorat:
Angela Hermann-Heene
Layout, Satz und Gestaltung:
Cordula Schaaf, München
Umschlaggestaltung:
Ngoc Le-Tümmers, independent Medien-Design, München
Herstellung:
Markus Plötz
Lithos:
Longo, Bozen
Druck und Bindung:
Appl, Wemding

ISBN 3-7742-6590-9

Auflage	5.	4.	3.	2.
Jahr	2008	07	06	05

GRÄFE UND UNZER

Ein Unternehmen der
GANSKE VERLAGSGRUPPE

Bildnachweis
Fotoproduktion:
Jan Rickers, Hamburg
Illustrationen:
Heidemarie Vignati, München

Weitere Fotos:
Corbis: Seite 7; Folio ID: Seite 15; Getty: Seite 9; GU: Seite 14 (Andreas Hoernisch), 61 (Kai Stiepel); Jump: Seite 10, 13, 17, 21, 29 (A. Falck); Laif: Seite 12; Zefa: Seite 59

Dank
Für großzügige Leihgaben im Rahmen der Fotoproduktion bedanken wir uns herzlich bei den folgenden Münchner Firmen: Kokon, Lenbachplatz; Obertonhaus, Pestalozzistr. 30

Wichtiger Hinweis
Dieses Buch gibt Anregungen dafür, wie man durch Massagen und Duftstoffe sowohl entspannen als auch sich gegenseitig sexuell stimulieren kann. Alle Griffe, Rezepte, Tipps etc. wurden sorgfältig recherchiert und haben sich in der Praxis bewährt. Dennoch sind alle Leserinnen und Leser aufgefordert, in eigener Verantwortung zu entscheiden, ob und inwieweit sie die Vorschläge anwenden können. Die Autorin und der Verlag übernehmen keine Haftung. Beachten Sie bitte auch den Hinweis „Massagetabus“ auf Seite 37.

DAS ORIGINAL GU MIT GARANTIE

Das Original mit Garantie

Ihre Meinung ist uns wichtig.
Deshalb möchten wir Ihre Kritik, gern aber auch Ihr Lob erfahren. Um als führender Ratgeberverlag für Sie noch besser zu werden. Darum: Schreiben Sie uns! Wir freuen uns auf Ihre Post und wünschen Ihnen viel Spaß mit Ihrem GU-Ratgeber.
Unsere Garantie:
Sollte ein GU-Ratgeber einmal einen Fehler enthalten, schicken Sie uns das Buch mit einem kleinen Hinweis und der Quittung innerhalb von sechs Monaten nach dem Kauf zurück. Wir tauschen Ihnen den GU-Ratgeber gegen einen anderen zum gleichen oder ähnlichen Thema um.

GRÄFE UND UNZER VERLAG
Redaktion
Partnerschaft & Familie
Postfach 86 03 25
81630 München
Fax: 0 89/4 19 81-1 13

E-Mail: leserservice@graefe-und-unzer.de